什么指挥我

〔英〕罗伯特·温斯顿 著

中国科学技术协会青少年科技中心 组织编译

金 蓉 译 黄小敏 校订

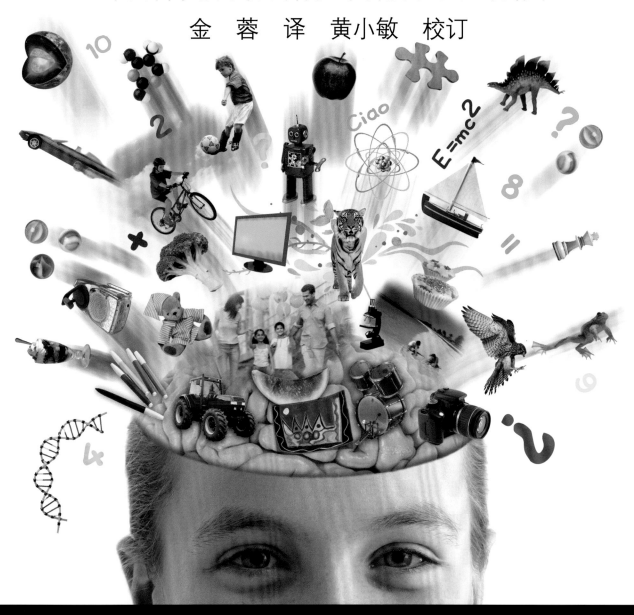

科学普及出版社

·北京·

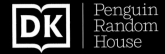

Original Title: What Goes On in My Head?

Copyright © Dorling Kindersley Limited, 2010, 2016

A Penguin Random House Company

图书在版编目 (CIP) 数据

有趣的大脑：什么指挥我 ／［英］温斯顿著；
金蓉 译.--北京：科学普及出版社， 2013.5（2024.10重印）
（有趣的科学）
书名原文：What Goes On in My Head?
ISBN 978-7-110-08223-2
Ⅰ. 有… Ⅱ. ① 温… ② 金… Ⅲ. ① 大脑 - 青年读物 ② 大脑 - 少年读物
Ⅳ. ① R338.2-49
中国版本图书馆 CIP 数据核字 （2013） 第 081931 号

策划编辑：肖　叶
责任编辑：邓　文　郭　佳
图书装帧：锦创佳业
责任校对：张林娜
责任印制：徐　飞

科学普及出版社出版
http://www.cspbooks.com.cn
北京市海淀区中关村南大街 16 号
邮政编码：100081
电话：010-62173865　传真：010-62173081
中国科学技术出版社有限公司发行
北京华联印刷有限公司承印
开本：635 毫米 x 965 毫米　1/8
印张：12　字数：150 千字
2013 年 5 月第 1 版　2024 年 10 月第 14 次印刷
ISBN 978-7-110-08223-2/R·815
印数：85001—90000册　定价：49.80 元

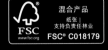

www.dk.com

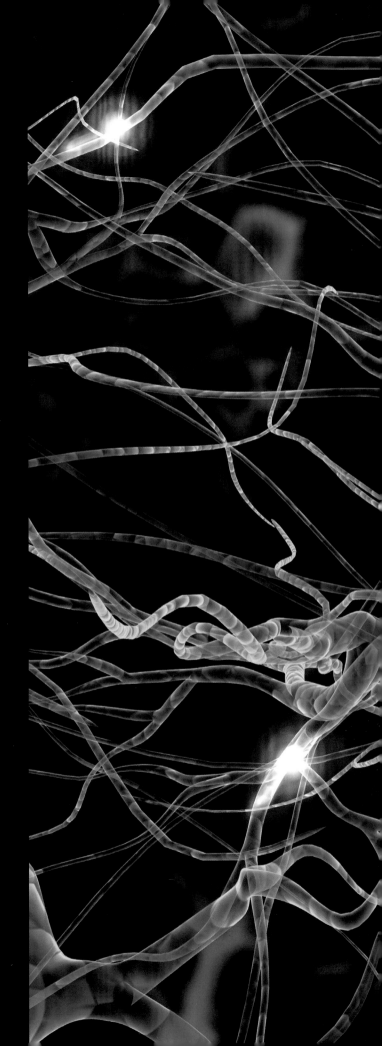

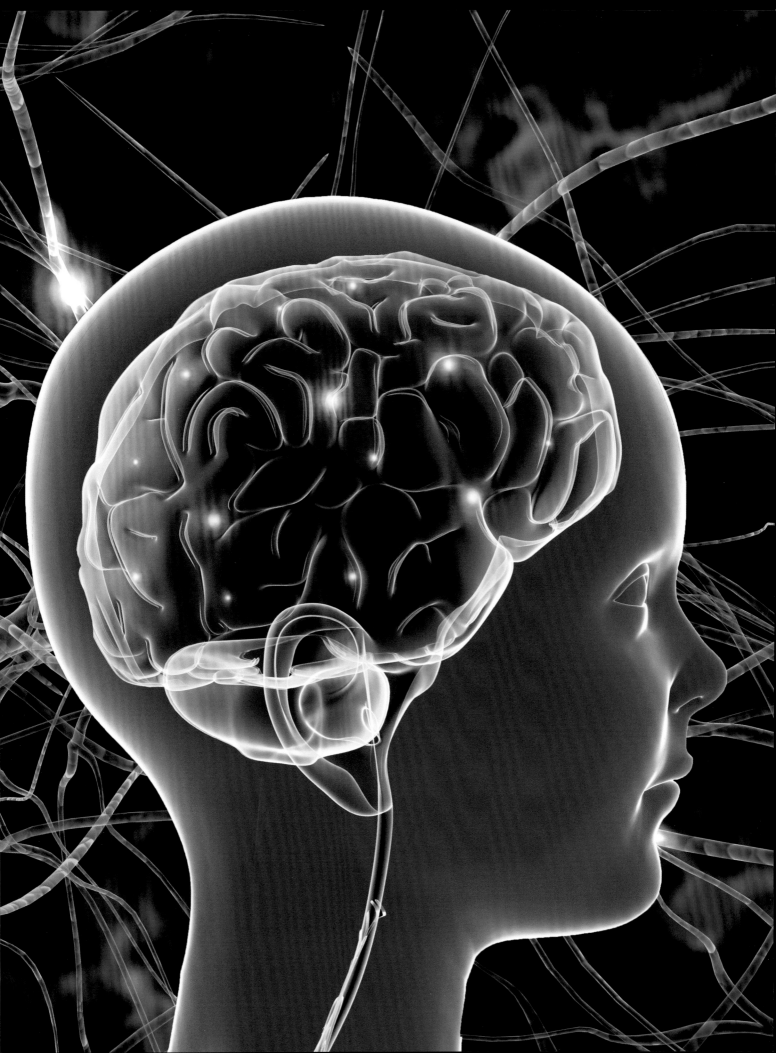

大脑的神秘

人类大脑的重量约为1400克——比一袋中等包装的糖果稍微重一些，体积相当于一颗菜花那么大。

大脑的样子看上去就像是一个分布着一些微小红色血管的、淡黄色且柔软有弹性的**菌类植物**。然而，**人类的大脑**却是这个宇宙中最为复杂的物质，而且每一个人的大脑都是**独一无二**的。

大脑是人类思维的中心，它控制着人类的感情及身体的各个部分。无论我们是说话、*微笑*，还是**学习**，一切行为都要由大脑来支配。这也是为什么大脑需要用**颅骨**来保护，而且还需要我们给予它**百般呵护**的原因。

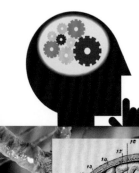

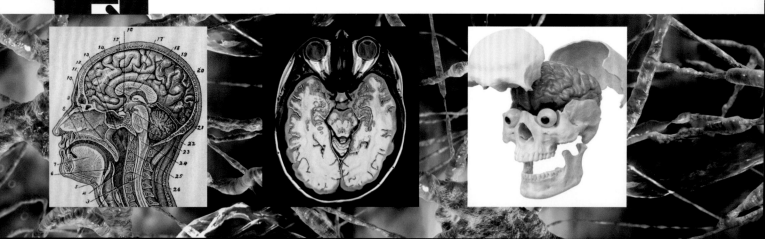

与复杂令人惊叹。

　　在大脑中有大量的微小细胞，其中最重要的是**神经元**—— 一种细长的线状细胞，其作用是向其他神经元传递电信号。在大脑中大约有**1000亿个**神经元，每一个神经元最多可以与另外**1万个**神经元相连。

　　每一秒——即使我们处于睡眠中——也会有**数百万兆**个电信号在神经元网络中快速传递着。神经元网络是我们迄今所知的*最为复杂的网络结构*。

　　大脑是人类**进化**中的一个奇迹，**它的进化推动着人类的进步。**

罗伯特·温斯顿教授

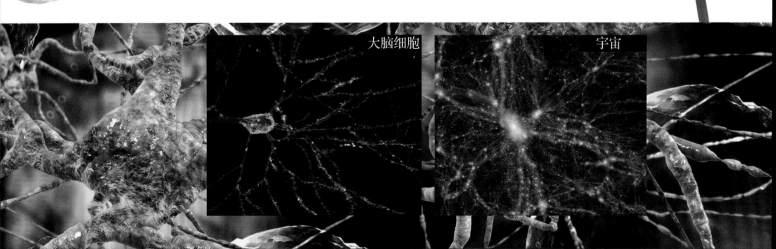

大脑细胞　　　宇宙

目录

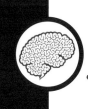 初识大脑
· ·

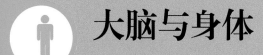 大脑与身体
· ·

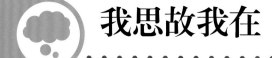 我思故我在
· ·

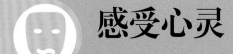 感受心灵
· ·

 脑力
· ·

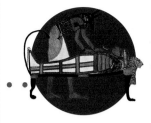

初识大脑 8
发现大脑 10
为什么有大脑? 16

大脑构成 18
脑细胞 20
思维地图 22

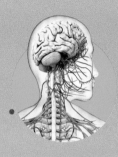

大脑与身体 24
神经系统 26
视觉 28
认知能力 30
三维视觉 34
错觉 36

身体错觉 40
大脑中的疼痛感 42
身体时钟 44
时光旅行 46
瞌睡虫 48

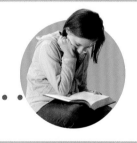

我思故我在 50
什么是意识? 52
无意识的思考 54

读心术 56
性格 58
你的性格属于哪一种类型? 60

感受心灵 62
情绪 64
青少年的大脑 66

大脑的奖赏系统 68
你在笑什么? 70
幸福在哪里? 72

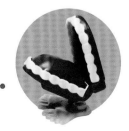

脑力 74
语言能力 76
如何记忆? 78
超级记忆 80
测试你的记忆力 82

创造性思维 84
测试你的思考能力 86
奇异的大脑 88
心灵感应 90
心灵机 92

术语表 94

致谢 96

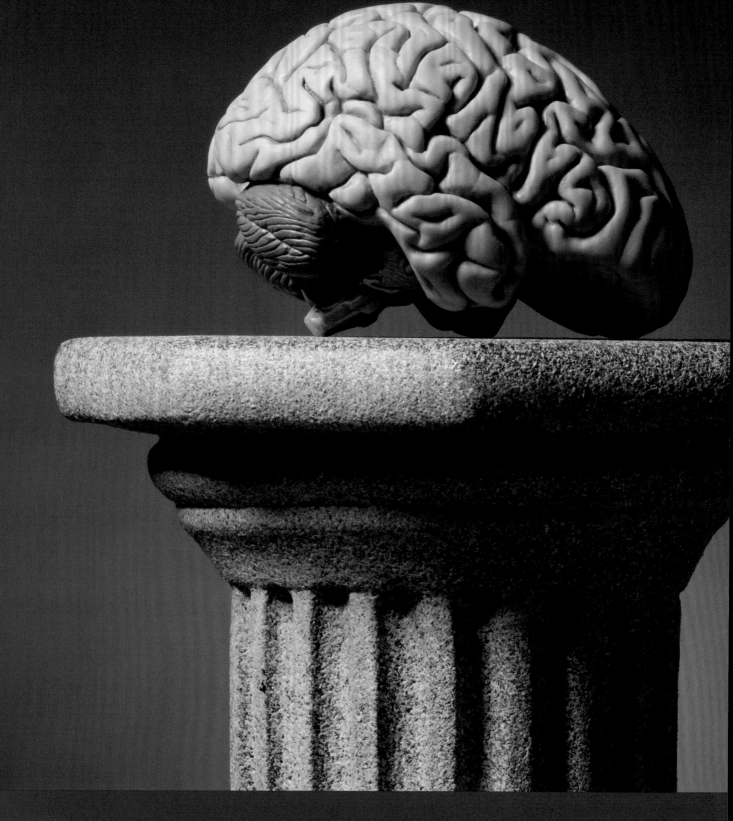

 初识大脑

在人类历史的长河中，人们在很长一段时间里都一直认为**心脏**或**灵魂**才是思想与情感的主宰，而大脑则只是一个*附属品*而已。由于一些让人惊愕的发现，才使存在于我们头颅中的秘密慢慢地显露出来。现在我们比过去任何时候都更加了解大脑，但仍然有很多关于大脑的*未解之谜*需要我们不断地去探索与发现。大脑既是我们思考的工具，也是我们要研究的对象，至今我们仍未能**完全了解它**——或许永远不能。

发现 大脑

如果不是在过去8500年间科学家们坚持不懈地研究，可能现在的人们还不会意识到其实大脑才是思想的源泉。自从我们意识到我们拥有大脑之后……

我是最伟大的！

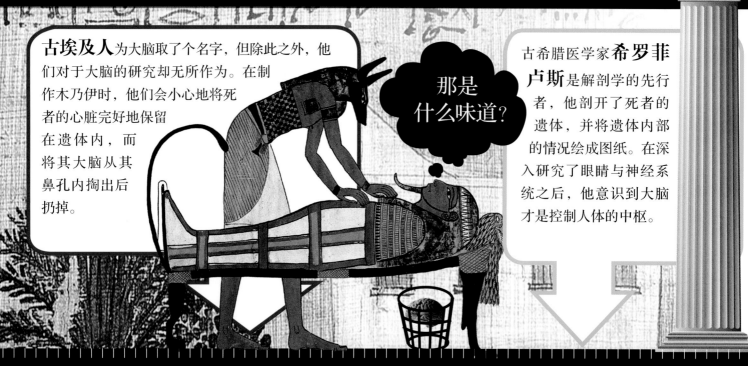

古埃及人为大脑取了个名字，但除此之外，他们对于大脑的研究却无所作为。在制作木乃伊时，他们会小心地将死者的心脏完好地保留在遗体内，而将其大脑从其鼻孔内掏出后扔掉。

那是什么味道？

古希腊医学家**希罗菲卢斯**是解剖学的先行者，他剖开了死者的遗体，并将遗体内部的情况绘成图纸。在深入研究了眼睛与神经系统之后，他意识到大脑才是控制人体的中枢。

公元前6500年　公元前1077年　公元前400年　公元前300年　公元

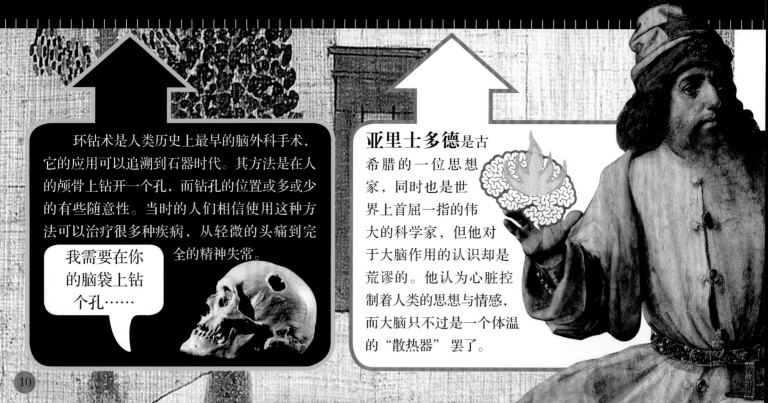

环钻术是人类历史上最早的脑外科手术，它的应用可以追溯到石器时代。其方法是在人的颅骨上钻开一个孔，而钻孔的位置或多或少的有些随意性。当时的人们相信使用这种方法可以治疗很多种疾病，从轻微的头痛到完全的精神失常。

我需要在你的脑袋上钻个孔……

亚里士多德是古希腊的一位思想家，同时也是世界上首屈一指的伟大的科学家，但他对于大脑作用的认识却是荒谬的。他认为心脏控制着人类的思想与情感，而大脑只不过是一个体温的"散热器"罢了。

为了搞明白这个柔软的头盔式的"计算机"的作用,科学家经历了一个漫长但令人兴奋的研究过程。

安德雷亚斯·维萨里绘制出了第一张大脑解剖图。其中一张解剖图是根据一个被处绞刑后又被斩首的谋杀犯的大脑绘制的。安德雷亚斯·维萨里似乎对此还意犹未尽,随后他又把这名罪犯的尸体在公众面前大卸八块后,把其骨骼拼接在一起,放在当地的一所大学里进行了展示。

菲尼亚斯·盖奇是一名勤勤恳恳的铁路工人,但突然有一天一个灾难降临在他的身上——一根金属棒刺穿了他的大脑前部。此后他的性情变得粗鲁、暴虐、好斗。这个著名的事件说明对于大脑额叶的损害会使人的性格发生剧烈的变化。

这东西让我头痛!

元年	1543年	1637年		1848年	1850年

世界上第一个心理学实验室于1879年在德国成立。

勒内·笛卡尔是一名法国哲学家,他喜欢躺在床上看书,不到中午绝不下床。他认为肉体与思想是相互独立却又可以相互协同工作的。他最著名的言论是"我思故我在"。

嘘……我正在思考!

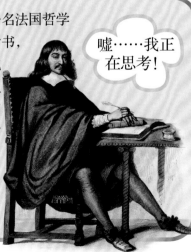

赫尔曼·冯·亥姆霍兹将心理学引入了科学领域。他所做的研究人们如何识别颜色及听到声音的实验,是历史上第一个关于人类感觉的实验。威廉·冯特以赫尔曼·冯·亥姆霍兹的试验为基础,创建了实验心理学(使用科学的方法研究人类的行为)。

保罗·布洛卡是一名法国医生，他发现了大脑的语言功能区。他的一个病人的绰号叫作"Tan"，这是因为他唯一能发出的声音就是这个词。在Tan去世后，布洛卡解剖了他的大脑，并发现其大脑的左上侧区域受到损坏。布洛卡意识到受损区（现在称为"布洛卡区"）使病人无法正常发音。这是人类第一次发现大脑中某一片区域的特定作用。

西格蒙德·弗洛伊德是一名非常有影响力的奥地利医生，他相信一个人的精神问题可以追溯到其童年时期。根据弗洛伊德的学说，人们被一种只有在梦中才能觉察到的"潜意识"支配着。弗洛伊德发明了精神分析疗法，他让病人躺靠在一个温暖柔软的大沙发上，让病人讲述他的生活经历，同时由医生来帮助他们分析哪些事情存在问题，当然，这种治疗的费用也是很高的。尽管现在看来弗洛伊德的一些理念还不够科学，但这并不妨碍他成为一名伟大的思想家。

Tan, tan
tan, tan!

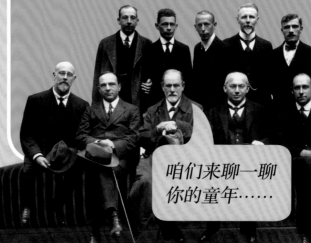

咱们来聊一聊
你的童年……

1861年 1870年   1900年   1914年

爱德华·希齐格博士是一名德国神经病学专家，他在受伤的士兵身上做了令人震惊的实验。当他将一根通电的细针刺入受伤士兵的大脑中时，他看到士兵的身体发生不由自主的抽搐。他在狗的身上反复进行了这个实验后发现，在狗的大脑的不同区域刺入电针时，狗的身体的不同部位会发生相应的反应。在大脑左侧刺入电针会使身体的右侧产生反应，反之亦然。

大脑的左半球
控制右侧肢体

大脑的右半
球控制左侧肢体

英国科学家**亨利·戴尔**于1914年发现了神经递质（在两个脑细胞之间传递信号的化学物质）。当戴尔还是一名学生时，他就参与了对活体动物的实验，这种实验因为过于血腥而备受指责。对动物进行试验使人们对于大脑有了很多重大的发现，现在这种实验已经受到更为严格的限制，以避免给动物带来太多的痛苦。

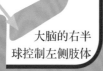

戈登·霍尔姆斯是一名爱尔兰医生，他着重于对脑后部损伤的研究，包括小脑和脑干。通过对第一次世界大战中超过2000名头部受伤的士兵的研究，霍尔姆斯得出结论：大脑后部称之为视觉皮质的一片区域决定着人类的视觉。

现在可以看清楚了。

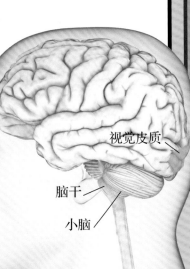

视觉皮质

脑干

小脑

前脑叶白质切除术是一种极端的脑外科手术，流行于20世纪30—50年代，用于治疗一些精神疾病或脑部疾病，如癫痫等。手术的方法是将额叶（大脑中用于思维的一个重要部分）与大脑中其他部分之间的神经纤维切断。手术时将锥子通过眼眶凿入脑内，破坏掉相应的神经，即可轻松快捷地完成手术。虽然它可以治疗病人的症状，但同时也会引起病人性格上的变化，很多医生认为这种手术是不人道的。20世纪70年代，对于相同的病症有了可替代的药物治疗方法，而在此之前，已有上千人做了这种手术。现在，一些前脑叶白质切除术作为治疗某些类型癫痫的最佳方法仍在临床应用。

1919年　　**1920年**　　**1934年**　　**1938年**

脑电描记法是将一个设备戴在人的头上，对脑电波——大脑中的电波信号进行探测与记录。德国科学家汉斯·伯杰首先对脑电波进行了研究，他认为脑电波在心灵感应上会有用处。

美国心理学家**伯尔赫斯·弗雷德里克·斯金纳**认为，我们可以在不过多关注大脑活动的前提下对动物（包括人类）的行为进行研究。所谓行为主义是指动物因为受到奖励或处罚而做出某些行为。在20世纪60年代之前，他的理论在很长一段时间里成为心理学界的主流，但阻碍了科学家对大脑研究的进程。

我闻到了一只老鼠的气味……

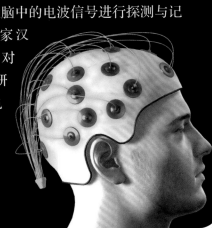

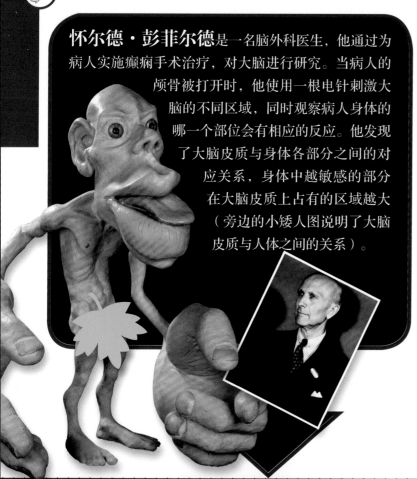

怀尔德·彭菲尔德是一名脑外科医生，他通过为病人实施癫痫手术治疗，对大脑进行研究。当病人的颅骨被打开时，他使用一根电针刺激大脑的不同区域，同时观察病人身体的哪一个部位会有相应的反应。他发现了大脑皮质与身体各部分之间的对应关系，身体中越敏感的部分在大脑皮质上占有的区域越大（旁边的小矮人图说明了大脑皮质与人体之间的关系）。

认知心理学是起源于20世纪60年代的一种以大脑为研究对象的新兴学科。在20世纪60年代之前，心理学家研究的重点是动物的行为，而忽略了大脑在其中所发挥的作用。现在，心理学家将研究的重点转移到了大脑的作用上。他们认为大脑就像一个根据简单规则而运作的机械设备。认知心理学研究的目的是揭示出语言、视觉、记忆及其他精神活动的内在规律。

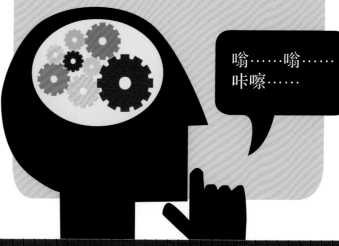

嗡……嗡……咔嚓……

1951年　　1953年　　　　　　20世纪60年代

我是谁？

亨利·莫拉森（也称为"H.M."）的大脑经历了人类有史以来最为详尽的研究。在1953年，为了治疗癫痫，他接受了一次脑外科手术，但不幸的是，自此以后他就不能记住新发生的事情了。在他的余生中，他一直以一名病人的身份帮助科学家研究人类的记忆。

何塞·德尔加多于1964年发明了第一个使用无线电控制大脑的仪器。他将这个仪器植入一头公牛的大脑中。他带着遥控器站在斗牛场中，等着这头公牛向他冲过来。公牛离他越来越近，而他不慌不忙地按下了遥控器上的按键，随后发生了令人惊讶的事情——伴随着一声凄厉的惨叫，公牛停了下来。

我不知道该何去何从。

罗杰·斯佩里对那些已经手术治疗癫痫的人进行了研究。这种手术会使大脑分割为左右两个独立的部分。其结果是使人体受到两个"自我"的控制，而且有时候，这两个"自我"会发生冲突与矛盾。

"右脑主要负责感性思维，而左脑主要负责更善于用语言来表达的理性思维。"

神经科学是当代大脑研究的主要方向。神经科学家认为大脑细胞（神经元）就像是连接在一起构成复杂电路的电器元件。神经科学涉及从生物学、医学到数学及计算机学等不同学科的各个方面。

神经科学包罗万象！

20世纪70年代　　　　**20世纪80年代**　　　　**1995年**

大脑扫描可以在不必打开颅骨的情况下看到大脑的内部情况。这对于医生及病人来说无疑是一个好消息，因为它可以更方便地对脑瘤进行检测及治疗。科学家现在也开始使用大脑扫描仪来对健康的人体大脑进行观察，用以发现当人们做各种动作（如读书、看到别人微笑）时大脑中的哪一个部分会产生相应的反应。

镜像神经元可以帮助我们理解其他人的行为和感受，它是脑科学研究中的一项重要的发现。但还有很多重大问题没有解决，如睡眠的目的是什么？基因对大脑的影响是什么？在人的一生中大脑如何发生改变？哪些大脑的变化会导致精神疾病的发生？

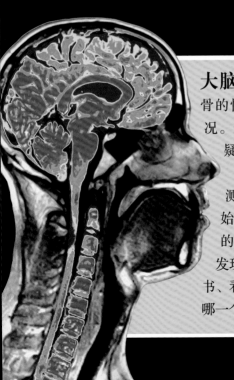

为什么有大脑?

你或许认为动物没有大脑就无法生存,实际上有很多动物没有大脑,但它们仍然可以生存,植物或微生物甚至没有神经,更不用说大脑了。那么大脑的作用是什么?为什么人类的大脑这么巨大,以至于要用身体中1/5的能量来供给它呢?

它们没有大脑

"宅"此一生

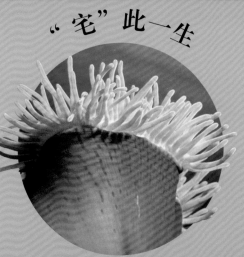

植物

与四处游走妄图成为世界主宰的动物相比,植物则踏踏实实地占据在某一个位置上默默无闻地度过一生。因此,植物不需要复杂且敏感的感觉器官,也不需要对外界的刺激产生快速的反应,所以它们没有神经系统,大脑对于它们来说也是多余的。但这并不意味着植物不能感应外界的影响。例如,它们可以探测到光亮,并随着光亮而移动,只是这种移动通常都比较缓慢,以至于让人难以察觉。

一些海洋生物也是终生"宅"在家里的,这一点与植物有相似之处,因此,它们也不需要大脑。海葵就是一种没有大脑的动物,它的身体附着在海底的岩石上,摆动长长的触手将海水冲带过来的食物送入到自己的口中。虽然它没有大脑,但在其体内有一个简单的神经网络,控制着它的移动,并且在遇到危险时发出指令使它将身体团成球状。

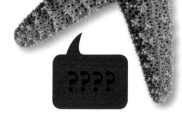

没"头"没"脑"

海星、海胆、海蜇等无头动物不会思考任何事情,因为它们根本就没有大脑。它们的身体不分前后左右。当它们移动时,无所谓是向哪一个方向移动,因为无论向哪边动,对于它们的身体来说是没有区别的。与海葵相似,它们也拥有遍及全身的简单的神经网络系统——但无论在身体的哪个部分都没有类似于大脑一样的凸起物。

大脑的起源

有头动物

大约10亿年前,蠕虫状的动物开始进行有目的的移动,其身体的一部分——它们身体的前端,或称之为头——起到了领路的作用。随着不断的进化,它们的眼睛及其他感觉器官都集中到了头部,因此它们可以尽可能早地感知外界环境(食物、危险、光亮、盐分等)。在头部聚集的神经可以对从外界获得的信息进行分析。最终,聚集在头部的神经进化成了大脑,蠕虫动物进化成了具有头部与大脑的各种有头动物。

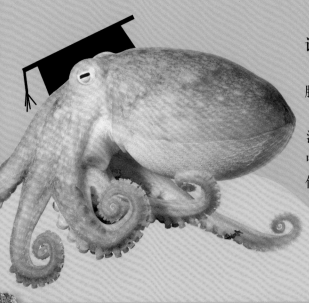

谁当家？

章鱼是一种很聪明的动物，它的大脑不止一个。章鱼有一个主脑，但其脑细胞中的2/3分布在它的触腕上，这就使它一共有9个大脑。借助触腕上的微型大脑，章鱼的每一只触腕都可以相当自由地活动，而不必经由主脑对其进行控制。因此，章鱼不会直接从其触腕中获得食物，而且章鱼不能"感觉"到食物在哪里——这是触腕的工作。章鱼对其触腕唯一的控制方法是紧盯着它们正在干什么。

这些动物有大脑

脑袋大 ≠ 聪明

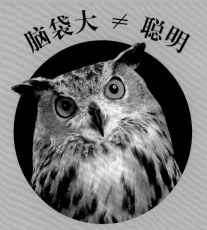

就鸟类的标准来说，猫头鹰的大脑算是大的，但这并没使猫头鹰比其他鸟类更聪明。它的大脑主要为它的眼睛及耳朵提供良好的视觉与听力，同时保证它进行精确的飞行。除此之外，猫头鹰的大脑并无过"鸟"之处。它的大脑通常是靠本能来驱动的，如用嘴整理羽毛、睡觉，当幼鸟饿了时进行喂食等。

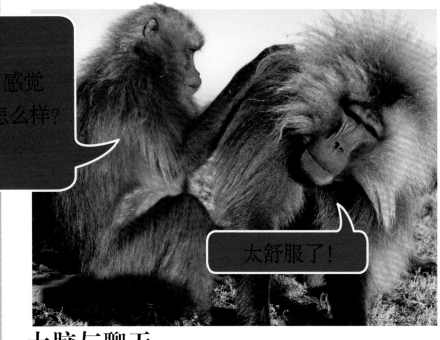

感觉怎么样？

太舒服了！

大脑与聊天

人类的大脑要比具有相同身材尺寸的其他哺乳动物的大脑大6倍。为什么会这么大？与其他灵长动物（猴、猿等）一样，人类生活在一个社会群体中，并且支撑着这个社会群体的存在与发展。在自然界中，狮尾狒拥有最大的社会群体，每一只狮尾狒一生中约40%的时间是在为其他狒狒梳理毛发，这种活动有助于促使其群体的团结与稳定。与人类相同，它们有巨大的额叶——这是大脑中负责思考的部分。人类之所以有巨大的大脑，或许是因为人类必须与其他具有高智能且不可预测的生命保持一定的关系。有些专家认为，人类的聊天行为是从动物时期的梳理毛发活动进化而来的。与梳理毛发相同，聊天可以促进人与人之间的关系，除此之外还可以从别人那里获得有用的信息。

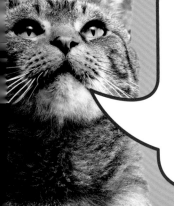

我根据本能采取行动，在这一点上与猫头鹰有点相似，但我的智商要比鸟类平均智商高。我们哺乳动物的大脑比鸟类的大脑要大，而且更擅长学习新的技能。除了依靠本能对事件作出反应外，在成长的过程中，我的大脑还会不断学习、更新知识，学会如何捕捉、猎食、攀爬及逃命的技能等。

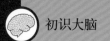

大脑构成

攥紧你的双拳——这正是你大脑的体积。而且，就像是这一对拳头一样，**你的大脑均匀地分为两个半球**，其表面凹凸不平，有很多褶皱。正因为具有最大的大脑表面积，人类相比其他动物才具有最高的智商。

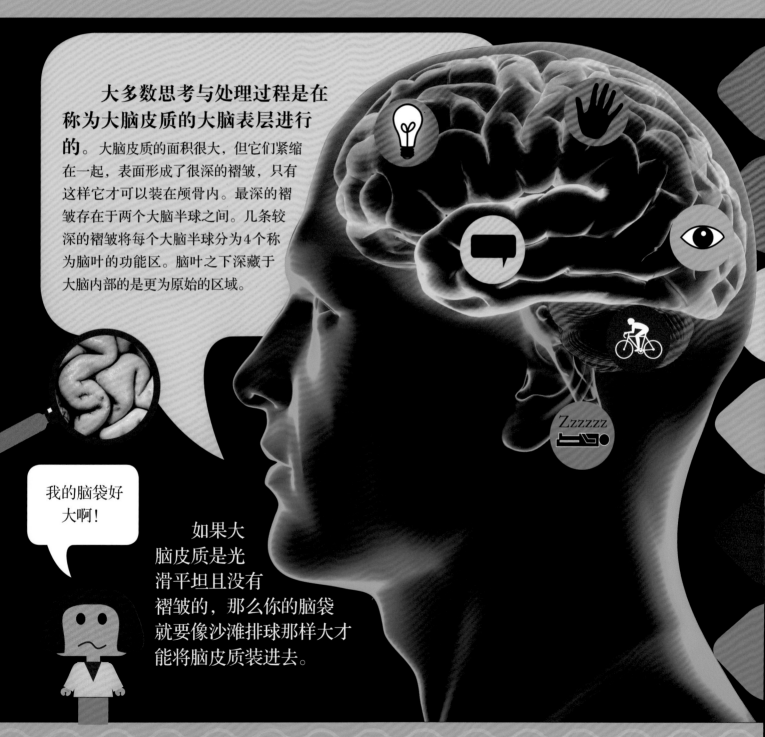

大多数思考与处理过程是在称为大脑皮质的大脑表层进行的。大脑皮质的面积很大，但它们紧缩在一起，表面形成了很深的褶皱，只有这样它才可以装在颅骨内。最深的褶皱存在于两个大脑半球之间。几条较深的褶皱将每个大脑半球分为4个称为脑叶的功能区。脑叶之下深藏于大脑内部的是更为原始的区域。

我的脑袋好大啊！

如果大脑皮质是光滑平坦且没有褶皱的，那么你的脑袋就要像沙滩排球那样大才能将脑皮质装进去。

提问： 大脑中的水分比例是多少？

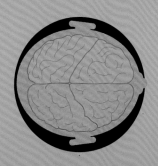

合二为一

大脑分为左右两个部分，或称为左、右大脑半球。其中每一个部分都是另一个部分的镜像，从某种意义上讲，你的大脑其实是两个大脑的合一体。这种大脑分布方式是有好处的，因为当其中之一受到损害时，另一部分将会替代它来工作（虽然并非总是如此）。这有点像你有两只耳朵和两只眼睛一样——尽管各自有各自的用处，但也算为你准备了一个备份。大脑的左半球控制着你身体的右侧部分及视觉的右侧区域，大脑的右半球则正好相反。

额叶

大多数的思维是在额叶中完成的。它可用于计划、推理、分析别人的思想，并将自己的思想对他人加以掩饰。

顶叶

在其他工作中，顶叶负责处理来自感觉（如触觉、味觉、疼痛感等）的信息。

颞叶

颞叶在听觉、语言、长期记忆能力方面负有重要责任。

枕叶

枕叶负责处理眼睛获得的信息，使你可以在大脑中立即形成视觉图像。

小脑

小脑位于两个脑半球的后部下端，这是一个单一的独立结构。它的职责是协调全身的肌肉，使它们在正确的时间工作。小脑就像是协调管弦乐队演奏乐曲的指挥家。

脑干

身体中的神经都汇聚于脑干中。脑干控制着维持人生命的最重要的功能，如心脏搏动与呼吸等。

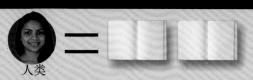

人类

黑猩猩

猴

老鼠

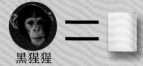
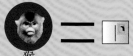
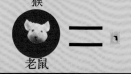

并不是大脑的体积大小决定智商的高低——实际上这是由大脑皮质的面积决定的。人类的大脑皮质的面积是我们近亲黑猩猩的4倍。如果将你的大脑皮质展开放平的话，它的面积大约会是这本书的4个页面那么大。

大脑边缘系统

大脑的内部深层是一个看上去与褶皱的脑皮层完全不同的复杂结构。这一区域称为"大脑边缘系统"，它的作用是产生强烈的本能情绪，如恐惧与兴奋等。人类具有与其他动物相似的大脑边缘系统，一些科学家因此认为这是大脑中一片非常古老的区域，它是从原始"动物冲动"进化而来的。

供血系统

大脑是一个非常容易"饥饿"的器官。它的重量只占你体重的2%，但它消耗掉的能量却是你身体中全部能量的20%（不必担心——它只使用20瓦的能量，相当于一个低功耗的灯泡）。为了使大脑有充足的养分与氧气的供应，心脏会将全身20%的血液供应给它。

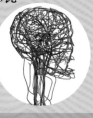
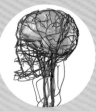

脑细胞

我们可以用显微镜观察大脑中的单个细胞。神经细胞或神经元相互连接，形成一个复杂的网络，使你的大脑工作起来有点像电脑。大多数脑细胞是支持神经元的神经胶质（非电）细胞。

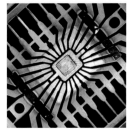

一个由数百万枚晶体管做成的电脑芯片，每一枚晶体上都会有三或四条连接线路。

处理能力

人类大脑中有约860亿个神经元，每一个神经元上最多会与1万个神经元连接。因此，大脑中的连接线路（神经纤维）数量是当今最先进的电脑芯片的连接线路的50万倍。综上所述，人类大脑可以轻松地完成电脑科学家所说的"海量并行处理"，而这是需要数千台电脑才能完成的任务。

计算能力更强的是……

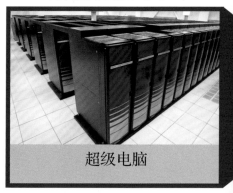

超级电脑

大脑可以自我完善，去掉无用的连接，

神经元

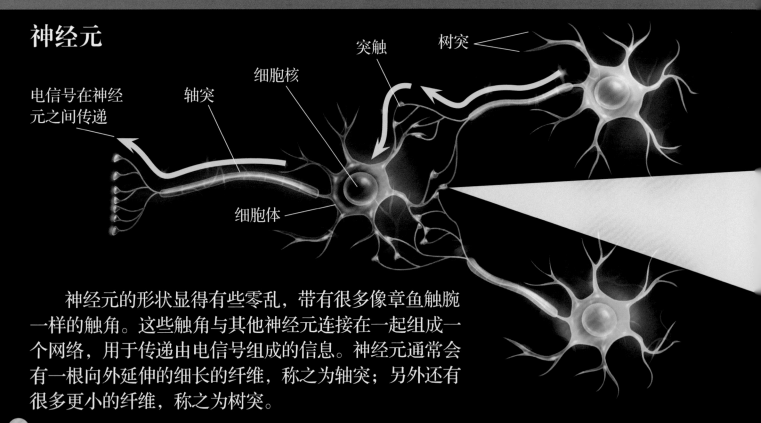

电信号在神经元之间传递

轴突

细胞核

突触

树突

细胞体

神经元的形状显得有些零乱，带有很多像章鱼触腕一样的触角。这些触角与其他神经元连接在一起组成一个网络，用于传递由电信号组成的信息。神经元通常会有一根向外延伸的细长的纤维，称之为轴突；另外还有很多更小的纤维，称之为树突。

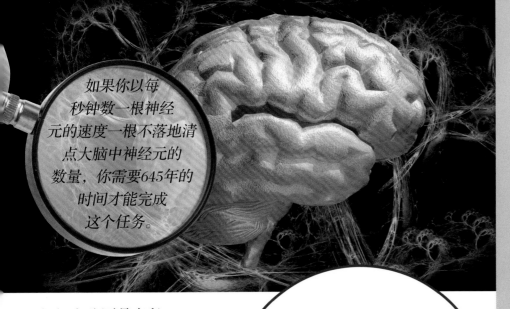

如果你以每秒钟数一根神经元的速度一根不落地清点大脑中神经元的数量，你需要645年的时间才能完成这个任务。

超级电脑还是老鼠？

世界上最先进的**电脑的运算能力**只相当于一只老鼠的半个大脑的能力，但它所占用的空间却是老鼠大脑的100万倍。

灰质与白质

当对一个已死亡的大脑进行解剖后，你会看到它的外层部分呈黄灰色，而内层部分的颜色则要更浅一些。这两个区域分别被称为灰质和白质。白质是由捆束在一起的轴突组成的，它们的样子看上去就像是被捆在一起的电线。轴突遍布大脑之中，连接着大脑的不同区域。灰质是由细胞体与数十亿根树突组成的，绝大部分的思维活动在这里进行。

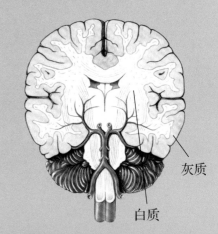

灰质

白质

并在学习与适应的过程中建立新的连接。

身体中的电

虽然神经与电线的工作方式是不同的，但神经确实可以传递电信号。当一根神经处于休眠状态时，它会从细胞内向外释放带有正电荷的钠离子（来自于氯化钠——盐）。钠离子与细胞之间的关系就像是水与水坝的关系。当一个电信号到达时，闸门打开，带电离子进入细胞中，随后电信号会以430千米/时的速度沿着轴突传递。

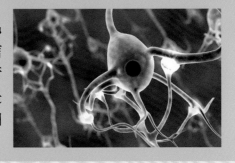

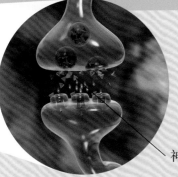

神经递质

突触

神经元与突触在外形、尺寸、种类上是多种多样的，它使大脑更为复杂，并因此具有更为强大的思维能力。

神经元之间的连接点叫作突触。电信号不能穿过突触，因为在突触中有一个微小的间隙。但是，突触会释放出一种特别的化学元素，称之为神经递质。神经递质可以穿过突触中的间隙，并使邻近的神经元产生电信号。

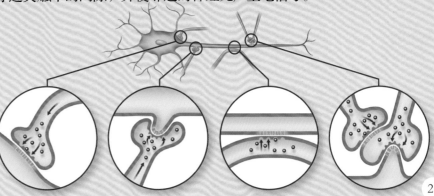

思维地图

几个世纪以来，人们一直在试图搞清楚大脑中各个不同部分的作用。大脑中的每一个区域是像瑞士军刀的刀片那样只完成特定的工作，还是各个部分协同工作？到目前为止，这还是一个未解之谜。

头上的突起

德国医生弗朗茨·约瑟夫·高尔在18世纪70年代宣称：他可以根据一个人颅骨的突起来判断他的特征。高尔认为，我们常使用的大脑部分会像肌肉那样隆起来，这样就会使头部的某个区域突起。他的理论后来演变成为颅相学并且风靡一时，但是没有一点证据可以支持他的这些理论。高尔说他通过观察一个人的脑袋，就可以判断出这个人是一个慈爱的父母，还是一个虔诚的基督教徒，或者是一个潜在杀人犯。

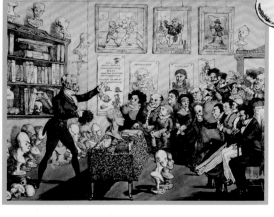

一名漫画家于1826年画了一幅关于颅相学者讲学的绘画，描述了当时颅相学流行的盛况

1. 恋爱	7. 隐匿性	13. 善意	19. 理想
2. 慈爱	8. 利欲心	14. 尊敬	20. 快乐
3. 恋家	9. 建设性	15. 毅力	21. 模仿能力
4. 友爱	10. 自尊	16. 责任感	22. 个性
5. 好斗	11. 赞许	17. 希望	23. 轮廓
6. 破坏性	12. 谨慎	18. 灵性	24. 体积

25. 重量	28. 计算能力
26. 颜色	29. 顺序性
27. 方位感	30. 偶然性
	31. 时间
	32. 乐感
	33. 语言能力
	34. 比较性
	35. 因果性
	36. 食欲
	37. 专注性

A. 生命综合区
B. 崇高性
C. 人类本能
D. 亲和性
E. 热爱生命

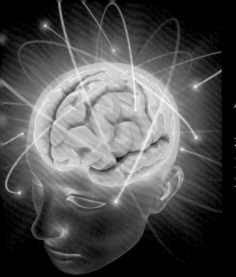

思维地图

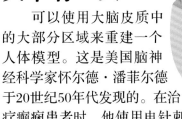

"这是一门彻头彻尾的伪科学。"

苏格兰解剖学家约翰·戈登于1815年在《爱丁堡评论》上对颅相学发表了自己的意见

头中有"人"

可以使用大脑皮质中的大部分区域来重建一个人体模型。这是美国脑神经科学家怀尔德·潘菲尔德于20世纪50年代发现的。在治疗癫痫患者时，他使用电针刺激病人大脑中的感觉皮质（此皮质用于感应各种感觉）。当潘菲尔德将电针移向大脑中的不同部位时，可造成病人身体不同部分的感觉。潘菲尔德将他的发现画了出来，他发现某些身体器官占用了更大面积的大脑皮质，如嘴唇和舌头。

现代思维地图

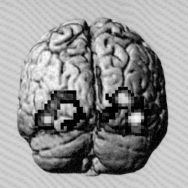

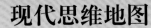

在20世纪70年代发明了大脑扫描仪后，科学家们证明了大脑的不同部分确实具有不同的功能，这说明颅相学还算是有一点点的科学性。科学家使用大脑扫描仪探测哪个区域中脑细胞以最快的速度消耗着能量，并将这片活动的区域在大脑的影像图中使用特殊颜色高亮显示出来。虽然大脑扫描仪的应用可以证明某些功能，比如说话是由大脑中的特定区域来控制的，但它同时也证明了大脑内部组织具有高度的相关性，像记忆、知觉、痛苦及其他很多功能都以相当繁杂的方式涉及大脑中的大片区域。

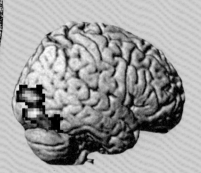

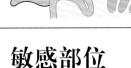

手　手臂　头　躯干
手指与拇指
眼睛　　　　　　　　　　　腿
脸　　　　　　　　　　　脚
嘴唇　　　　　　　　　脚趾
舌头　　　　　　　　生殖器

敏感部位

这个丑陋的人体形象是根据你的大脑皮质层制作出来的，是潘菲尔德发现的大脑与人体对照图的三维版本。大脑皮质负责接收各种感觉信息。感觉皮质层没有为躯干及手臂分配更多的空间，因为它更关心来自敏感部位的感觉，如手指和嘴唇，所以敏感部位在感觉皮质中占有更多空间。

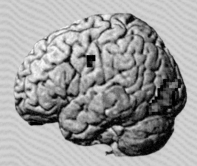

在上面的脑部扫描图中，大脑后部的某个区域呈高亮状态，说明这个大脑的主人正处于高兴的情绪之中。

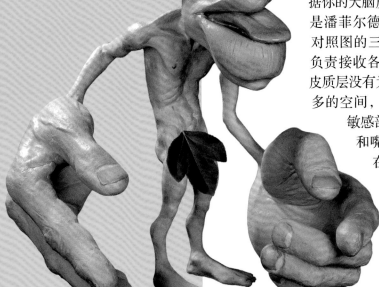

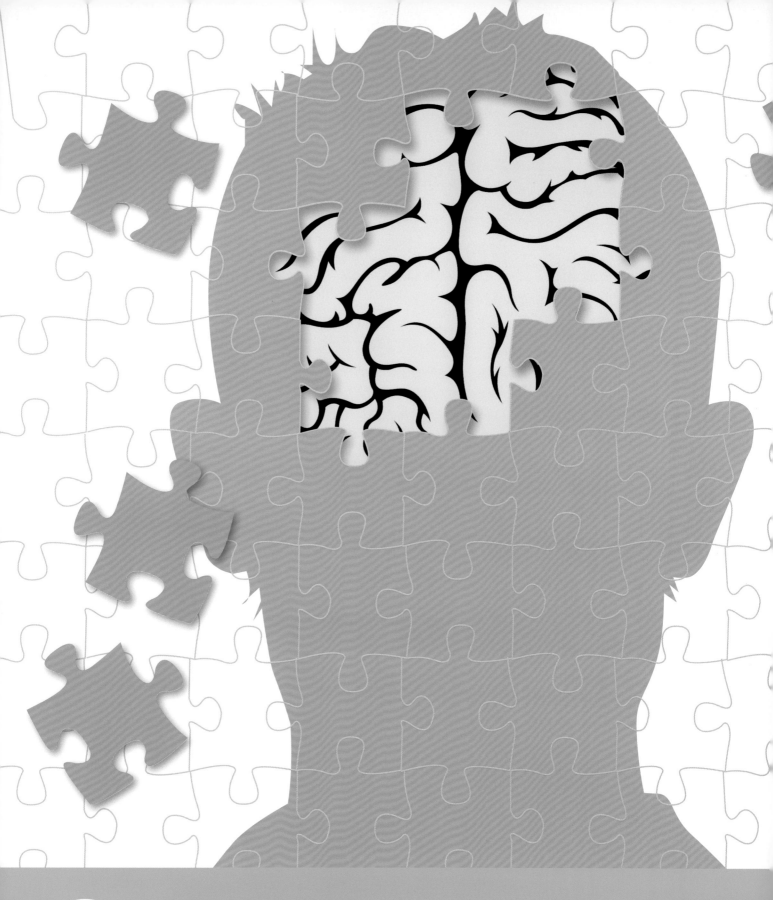

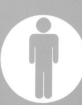 大脑与身体

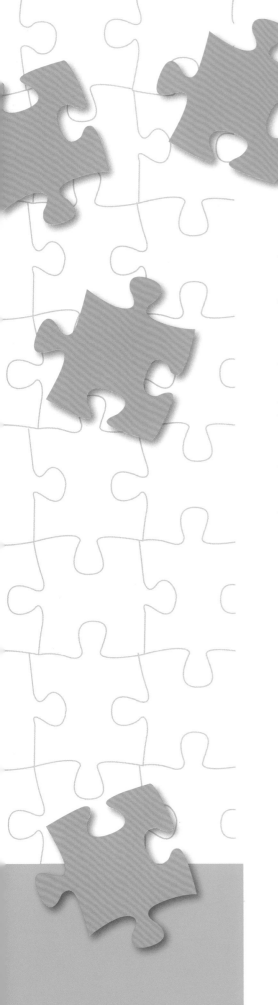

你的大脑就像是一个由"电路"组成的**错综复杂的迷宫**，但这些电路并不局限于脑袋里，而是向外延伸的。大脑通过一个庞大的神经网络与身体中的每一个部分保持着紧密的联系。神经网络沿着脊椎分布，并向外伸展到达**每一根手指与脚趾**。这些神经监视着你周围的一切，并将数据传回大脑，形成**感觉**。而且，神经指导着你做出身体的任何动作，控制着你的行动，协调每天必须进行的生理活动与休息，等等。

神经
系统

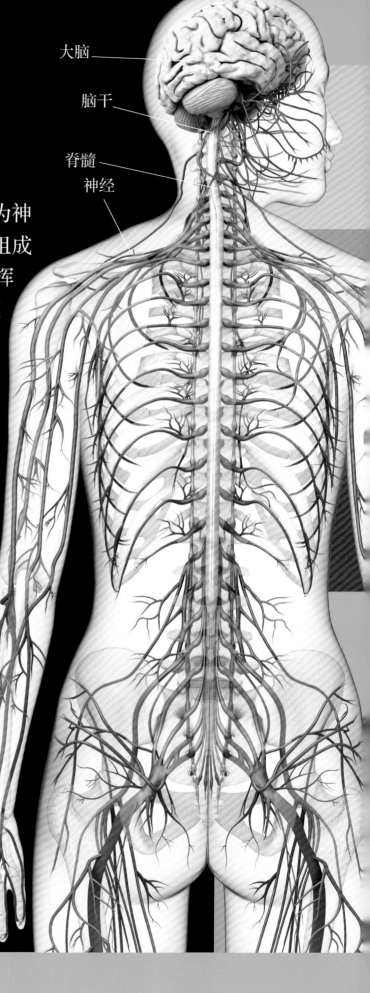

大脑————
脑干————
脊髓————
神经————

大脑并不是独立地工作——它是称为神经系统的一个庞大的神经*网络*中的一个组成部分。神经系统遍布于人体的全身，指挥并协调着人体的每一个动作。神经系统主要完成两项任务：通过感官获取信息，在*大脑*对信息进行处理后，将新的信号传递给身体，指导身体作出反应。

神经系统的控制中心是**中枢神经系统**，它由大脑与脊髓组成。脊髓是一束贯穿于脊椎中的神经。从脊髓中伸展出的，到达身体中每一个部分的神经组成了**外周神经系统**。

在外周神经系统中，大部分神经是你可以**控制**的，另外一小部分则是**自主神经**。当你感到恐惧时，自主神经使你心跳加快。像心跳与呼吸这样的重要功能都是由脑干来控制的——这是大脑中与脊髓相连的部分。当大脑中其余部分已经死亡时，脑干仍能保持人体*存活*。

我想知道我正在往哪儿走？！

无头生存
在美国，一只叫麦克的鸡虽然头被砍掉了，但它的脑干部分被保留了下来，这使它又存活了18个月。

感觉

视觉

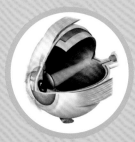

当眼睛里的神经细胞感觉到光亮时，它们会将信号传递给大脑，从而创建视觉影像。视觉是我们非常重要的感觉之一，在大脑的皮质中有较大的面积专门用来处理视觉信息。

听觉

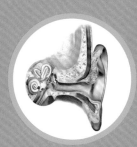

我们的耳朵能探测到我们称之为声音的空气振动。声波进入耳朵，中耳内的鼓膜及一套听小骨组成的小杠杆将空气的振动传入内耳。内耳内的神经再将振动信号传递给大脑。

嗅觉

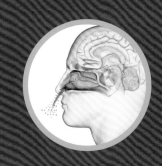

嗅觉使你能探测到气味分子。我们的鼻腔上部布满了嗅觉传感器，它们可以辨别出4000~10000种不同的气味。大脑对这些气味进行综合分析后，告诉你闻到的是什么物质散发出来的味道。

味觉

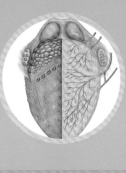

舌头只能分辨出5种味道：甜、酸、咸、苦、鲜（也叫甘）。与嗅觉信号相配合，大脑可以告诉我们樱桃、奶酪与吐司之间的区别。

触觉

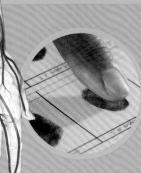

在皮肤上遍布着触觉传感器，它们对不同的触觉作出不同的反应，如压力、撞击力、轻微的触摸、震颤等。触觉传感器是很敏感的，在你闭着眼的时候也能通过触觉感觉到你所接触到的是什么东西。

特殊感觉

除了5种主要的感觉外，人类还有一些其他的感觉，这些感觉在控制身体及对外界环境的变化作出反应中发挥着重要的作用。但对于这些感觉中的大多数，我们并没有意识到它们的存在。

重力会对你耳中的一个叫作耳石的微小传感器产生影响，耳石使你的大脑能够分辨出上下方向，并帮你保持好身体平衡。

动作也是通过耳朵内的传感器来感受到的。通过快速地旋转并使自己晕眩后，你可以使这些传感器产生麻痹。

身体中的肌肉及肌梭可以告诉大脑你的身体的某个部分的**位置**及其状态。

热传感器对温度的上升作出反应，温度的上升包括由阳光照射引起的，由一杯热咖啡造成的，或是因为发热引起的。

冷感觉器会对低温作出反应，使你身上出现一层鸡皮疙瘩，这实际上是皮肤上的体毛在试图保持体温。

疼痛是特定的传感器，它在警告你，你正在受到侵害或健康正在受到威胁。痒与疼痛是相关的。

方向感可能是人类所没有的一种感觉，但有很多动物却有这种感觉，因为它们可感应到地磁极的存在。

膀胱及肠内的伸张传感器告诉你它们什么时候已被充满，而此时你就该去**排泄**了。

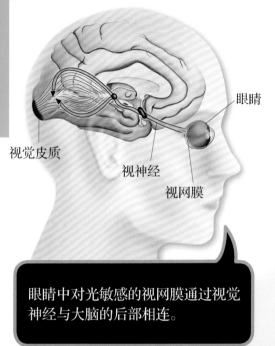

视觉皮质

视神经

视网膜

眼睛

视 觉

视觉是大脑获得外界信息的一个*主要途径*。眼睛是大脑的扩展，它就像是穿过你的颅骨的一个小型潜望镜一样，使**光线**达到大脑皮质层。在每一只眼睛后面都有一片由**1.25亿**个视觉神经元组成的视网膜。

眼睛中对光敏感的视网膜通过视觉神经与大脑的后部相连。

活体照相机

眼睛的工作方式与照相机很相似，但它的"镜头"不是玻璃，而是透明的晶状体。与照相机一样，眼睛使用曲面"镜"（晶状体）将光线聚集到眼睛后部的一个对光敏感的"胶片"（视网膜）上，并在其上形成一个倒立的影像。照相机通过伸缩镜头的方法调整焦距，而眼睛则是通过肌肉的张弛来调整晶状体的形状和曲度。

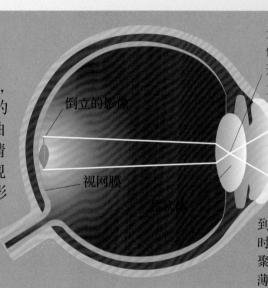

光线经过眼部晶状体（类似凸透镜）形成交叉，形成倒立的影像

目标物体

倒立的影像

视网膜

晶状体将光线折射后投射到视网膜上。在聚焦较近的物体时，晶状体变厚、曲度增大；而聚焦较远的物体时，晶状体则变薄、曲度减小。

看看眼睛里有什么!

这个方法可以让你看到自己的视网膜。你需要一个手电筒和一张黑纸。在一间非常黑暗的屋子里，将纸放在你视线所及的区域内。将手电筒放在你眼睛下方1厘米的地方（注意不要戳到眼睛），然后双眼注视黑纸。一会儿你就会看到一个树形影像——这是视网膜上的血管的影子。

视杆细胞与视锥细胞

在视网膜的表面分布着两种类型的光传感器：视杆细胞与视锥细胞。它们工作起来各有优劣。视锥细胞可以在明亮的环境下分辨颜色并产生清晰的影像。视杆细胞可以在黑暗的环境中产生清晰度较差的黑白视觉。当你身处黑暗之中时，只有视杆细胞工作，因此产生的视觉影像是缺乏色彩的。遇到光亮后，视锥细胞开始工作，使你眼中的图像变得清晰且色彩丰富。

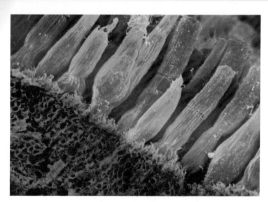

在视网膜中，视杆细胞（蓝色）的数量约是视锥细胞（蓝绿色）的20倍

眼睛的聚焦点

当你盯着某目标物体（如这行文字）看时，与你视线中的其他物体的影像（周围视觉）相比，目标物体的影像会更为清晰。这是因为你使用了视网膜中的一片特殊区域——中心凹——来看正处于视线中心位置上的目标物体。中心凹主要分布着视锥细胞，还有少量的视杆细胞，这使它可以比眼睛中的其他部分更好地分辨出影像的色彩及细节。

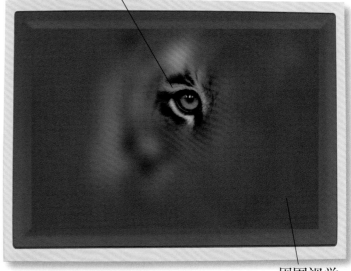

视觉的中心

周围视觉

在黑暗中，中心凹的作用明显下降。当你要在夜晚看天上微弱的星光时，则要使影像稍稍偏离中心凹，更多地使用周围视觉，这是因为中心凹之外分布着更多的视杆细胞。

视觉边缘的颜色

你的周围视觉对颜色的反应是不敏锐的。让你的一位朋友将一支彩色铅笔从你的脑后缓慢地移动到你的周围视觉范围之内，你的眼睛保持向正前方看。当你刚刚可以看到铅笔时，就让你的朋友停止移动它。这支铅笔是什么颜色的？此时，在你看来，这支铅笔应该是黑色的，但随着它进一步地移动，铅笔本身的颜色会呈现在你的眼中。

视觉通路

眼睛获取的光线被转换为电信号后，被传递给大脑后端的视觉皮质进行处理。负责获取左侧视觉区域中光线的视杆细胞与视锥细胞将视觉信号传递给右侧大脑处理，反之亦然。大脑中的某一个大脑半球受损的人可能无法看到整个视觉区域——他可能会将盘子中左侧的食物全都吃掉，却看不到盘子中右侧的食物。

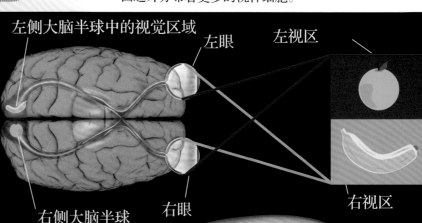

左侧大脑半球中的视觉区域

左眼　左视区

右侧大脑半球中的视觉区域

右眼　右视区

脑袋后面的眼睛

第二次世界大战期间，英国医生亨利发现大脑后部受伤的士兵会在其视觉区域中出现奇怪的盲点。他因此发现了视觉皮质——大脑中负责处理影像的部分。当视觉信号从眼睛到达视觉皮质时，皮质中不同的区域处理信号中的不同部分，如边缘、颜色、移动、角度及简单的形状。图像被逐步分解为一系列有用信息后传递到大脑中的其他部位，并使图像最终可被大脑识别。

V3

V4

V2　V1

视觉皮质区

V1 从视网膜获取图像

V2 传递信息并处理复杂的形状

V3 处理位置与角度

V4 辨别颜色

认知能力

在我们的大脑中形成图像并不像你拍张照片那样简单。大脑对眼睛所获得的光线及阴影的复杂模式进行处理，以获得有意义的影像信息。在大脑对影像的处理过程中，不仅涉及视觉，还会涉及记忆、经验、期望，甚至是想象。

这些是什么?

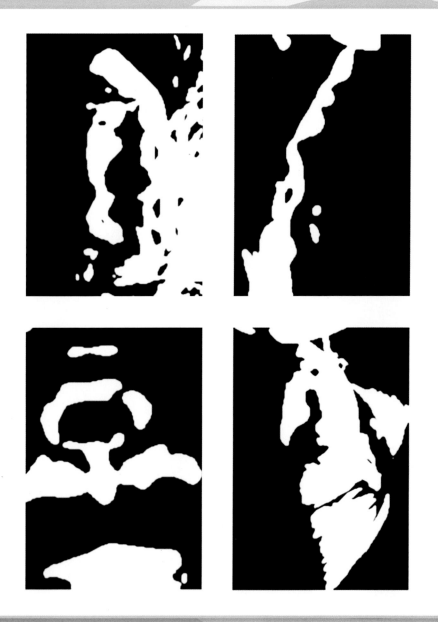

如果你对这些图像感到困惑，那么请把它们颠倒过来。你可以从任何一个角度来观看这些图像，但除非你选对了角度，否则你不会识别出它们是什么。大脑按预定的方案对人脸进行识别——先根据最简单的判断来假设面孔是正向垂直的。然后再根据一些简单的曲线来判断图像中的面孔的性别、种族、年龄及表情。这个技巧取决于大脑颞叶中一个称为梭状回面孔区的区域。视觉皮质将信号传递至此，使我们能够快速地识别出人的面孔及其表情。梭状回面孔区如果受损，会使人患上人面失认症（脸盲症），患这种病的人甚至无法认出自己的家人。

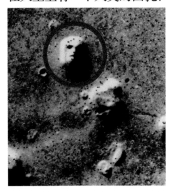

在火星上有一个人类的面孔？

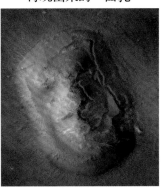

再现出来的"面孔"

火星上的面孔

　　人类的大脑甚至可以认出实际不存在的**面孔**。在1976年，美国"海盗1号"火星探测器拍摄的一张照片显示出在火星表面有一个呈脸状的巨大"雕塑"。这使人们联想到了外星人及古老的火星文明。大约22年以后，"火星快车"探测器再次发回的关于"火星人脸"的照片表明，那只是光线给人们造成的错觉罢了。

蒙娜丽莎的秘密？

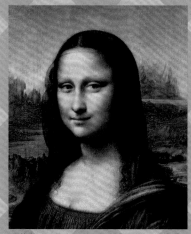

《蒙娜丽莎》，莱昂纳多·达·芬奇

　　蒙娜丽莎是在微笑吗？这个难题已经让人们困惑了很多年，但有一位科学家认为她已经破解了这个谜题。根据哈佛大学教授玛格丽特·利文斯顿的说法，只有当你从远处观看时，她的笑容才会浮现出来。利文斯顿认为从远处观看这幅画像时，会用到周围视觉来看蒙娜丽莎的脸，由于周围视觉不注重细节，因此我们会很快地注意到蒙娜丽莎面部的阴影和轮廓，这些阴影和轮廓恰恰使我们认为有笑容存在。但当**近距离**观察她的嘴时，我们使用的是中心凹，这是视觉最为敏锐的区域，可以看到影像中最为精细的细节之处（如嘴是平直的），便认为她没有笑。

　　这是一幅描绘夏季田园风光的油画，在你读以下文字之前，用4~5个形容词来描述一下它。

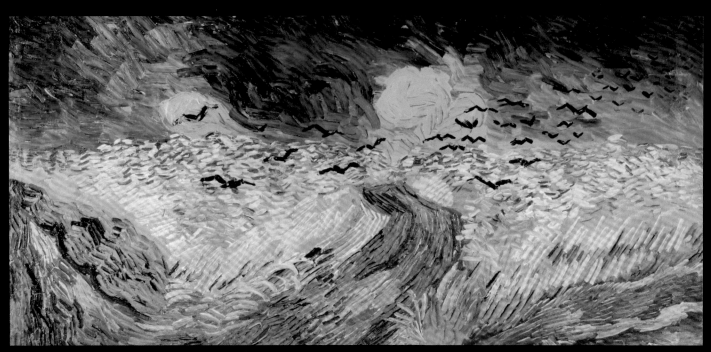

《群鸦乱飞的麦田》，文森特·凡高，1890年

　　你或许会用阳光明媚、平静安详或自然原生态这样的形容词。但如果你知道这是凡高在因过于苦闷而自杀之前的最后一幅画作的话，你又会选择哪些形容词来描述它呢？或许会用"阴郁""灰暗""纷乱"这样的词了吧。我们心中的期望决定着我们看到了什么。当我们知道了凡高在创作这幅画作时已有了自杀的念头之后，会给我们带来一种情感上的暗示，并将我们的注意力转移到画作中颜色较为深暗的元素上：风暴即将来临的天空、正在四处乱飞的乌鸦、空无一人的麦田。

等一下！你到底在看什么？

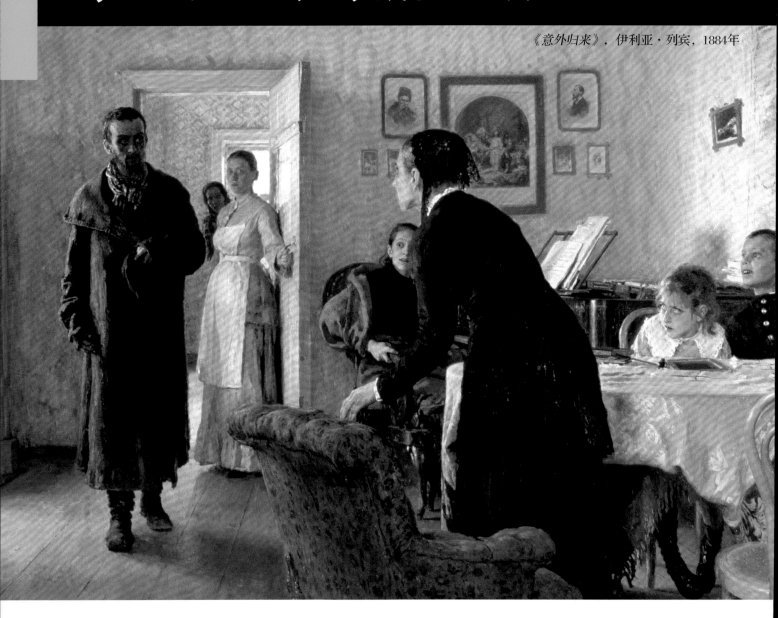

《意外归来》，伊利亚·列宾，1884年

看非所看

从你的眼睛看到影像，到你意识到你看到的是什么，在这个过程中大脑通常会需要几分之一秒的时间来对影像进行处理。但有时这个过程也会需要更多一点的时间。假设有一块巨大的岩石向你砸来，或是草丛中一条毒蛇向你扑来时，会发生什么情况？在遇到危险情况时作出快速的反应是非常重要的，大脑会基于本能对你尚未看清的情况作出快速的反应。当视觉信号在眼睛与大脑之间进行传递，且没有形成有意识的图像之前，来自眼睛的信号也会被传递到丘脑。丘脑可以识别出简单的威胁，如蛇状物体，并因此诱发"战斗或逃跑"的本能反应。

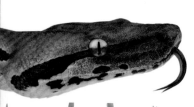

通过跟踪眼睛在看图像（如左侧这幅油画）时的移动情况，科学家们发现了大脑获取影像的过程。与你所想的不同，并不是随眼一看之后大脑就会简单地获取一个图像快照。我们的眼睛快速并本能地收集信息，因为中心凹（视网膜上视觉最敏锐的特殊区域）只会将每个细节中的重要信息简要保留。大脑指导眼睛关注它所认为的某一个场景中的重要部分——特别是人的面孔——并忽略其他部分。为什么是人的面孔呢？对于人类来说，面孔是重要的信息来源，如显露他们之间的关系及他们的意图等。

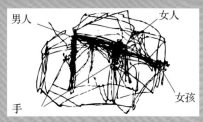

男人　女人
手　女孩

上图：观众在看到这幅油画最初几秒钟的眼睛移动情况。

下图：当观众的目光落到画中每一个人物的脸上时，观众的目光会随着人物的眼神移动（并开始揣测他们的心思）。

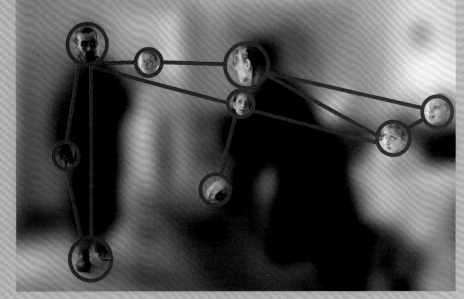

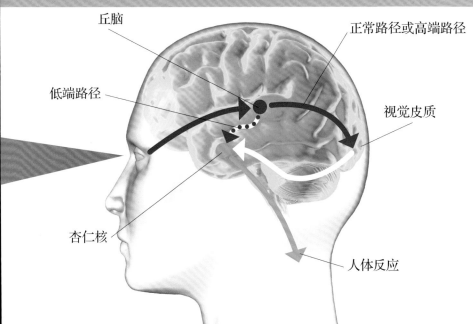

丘脑

低端路径

正常路径或高端路径

视觉皮质

杏仁核

人体反应

视线之外

盲视状态

一个人在一天中大约会有90分钟的时间处于盲视状态。当你的目光从一处移到另一处（扫视）时，大脑会暂时忽略来自视网膜的信号，否则会使你视线模糊。因为大脑填补了这个盲视期，所以你不会注意到它，但如果你对着一面镜子交替地看你的左眼和右眼，你会发现你并不能看到眼球的移动，这证明了盲视状态的存在。

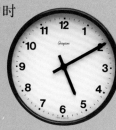

停止的秒针

你是否有这样的经历——当你忽然看到一个时钟时，你会觉得它的秒针停止了，好像只有当连续盯着它超过一秒钟之后，才会看出秒针在移动？这种现象叫作"时钟停止错觉"，当你的目光扫过时钟时，大脑使用了"过期"的时钟影像填补盲视的空白，这会使你觉得这一秒好像要比其他任何一秒都长。

不停地移动

当目光发生移动时，眼球会在一秒钟之内发生超过40次的前后微小移动，我们称之为微跳视，它是由于视网膜为适应光线的变化而引起的。如果使用微小的装置将一张图像固定在一个人的眼前，那么在这个人眼中，图像在很短的时间内就会越来越模糊。我们看不到视网膜上的血管，它们是随眼球移动的。

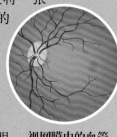

视网膜内的血管

三维视觉 3D

不论是为了抓住一个球，翻过一道栅栏，或是冲泡一杯咖啡，总之一切行动都需要有三维(3D)视觉的支持。通过三维视觉，你可判断出空间上的深度与距离，它告诉你的大脑需要走多远的距离才可以拿到某物，或如何避免冲撞。

视差

将一根手指放在你的面前然后闭上右眼，接着再睁开右眼闭上左眼。你的手指是不是好像移动了位置？我们有两只眼睛，因此会以两个不同的角度观看眼前的物体。物体越近，右眼与左眼对物体产生的视觉差异就越大。大脑使用这个差异判断出物体的位置，并建立三维视觉意识。三维电影使用了相同的原理：对每一个场景都使用两台摄像机来拍摄，这两台摄像机之间的角度与两只眼睛之间的角度相同。观众戴上特制的眼镜后，每只眼睛只看到其中一台摄像机拍摄的影像，因而形成了三维视觉。

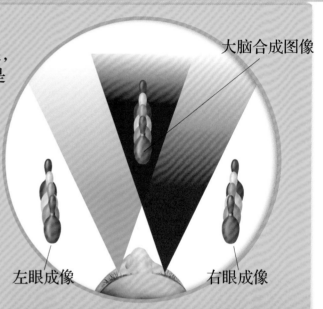

大脑合成图像

左眼成像

右眼成像

人类的一大步——"跃"然纸外！

不用特制的眼镜也可以看到三维图像：通过使两个眼球向内侧转动（需要进行一些练习），你就可以从左图中看到月球登陆的三维图像。先将这两张图放到距你的眼睛半臂远的地方，将目光集中在两张图片中间位置，使两个眼球向内侧转动，直到在你的眼前出现三幅图像为止。这时你会觉得图像变得模糊，但不要将视线移开，慢慢地它会清晰起来，一幅三维图像将会展现在你的眼前。

隐藏的图像

在右边这张立体图中藏有一幅三维图像。将图拿近，放松双眼，使图像变得模糊起来。在眼睛调整焦距的过程中，右眼与左眼看到的图中重复排列的点将会产生位移，这需要一些耐心。当点发生重叠时，你的大脑会认为图像已被聚焦，此时，图中隐藏的图像就会显示出来。

形成三维影像的方法

立体视觉并不是在大脑中形成三维影像的唯一途径，除此之外还有一些其他方法可用。艺术家们使用这些方法使画面中的场景具有深度感，或者使观众看到在现实中并不存在的场景。

1 当我们看到趋向汇聚于一点的平行线时，大脑会认为这些线会向远处**延伸**。

2 **阴影**显示出三维物体的形状。

3 细节随距离而模糊——远处的树叶变成了一片模糊的绿色。

4 如果一个物体置于另外一个物体的**后面**，那么它必然会更远……

5 ……如果已知几个物体具有相同的体积（如画中的人物），那么看上去越小的物体距离必然**越远**。

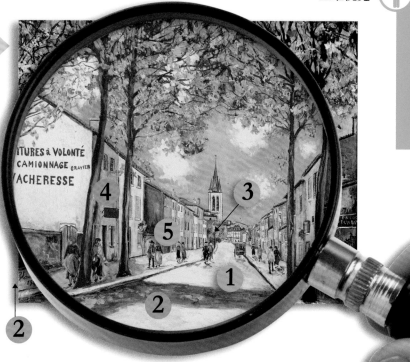

移动

即使闭上一只眼睛，你仍然可以通过将脑袋从一侧移动到另一侧来判断出目标物体离你有多远，因为此时远处参照物的位置看上去并没有发生变化，而近处的目标物体则产生了移动。

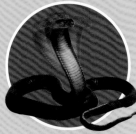

吐着芯子的眼镜蛇左右摇晃着脑袋以确定猎物的位置

雾距

当你在户外向远处眺望时，你会发现与近处的物体相比，远处的物体（如山脉）总是显得有些模糊，而且色彩较为单一。这是由于空气中的灰尘过滤了过多的光线造成的。

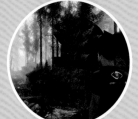

电脑游戏使用雾效来创建距离感

景深

当你注视近处的一个物体时，视野中的背景物体会显得较为模糊。摄影师利用这个原理淡化背景图像，使照片中的主角形象鲜明突出。

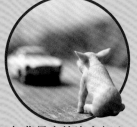

与背景中的汽车相比，这只小猪更具有立体感

以假乱真

下图看上去像是一座正在崩塌的冰川，巨大的冰块正不断地坠落——但其实这只是在人行道上用粉笔画出的一幅可以让你产生错觉的图画。艺术家使用了阴影、交错的线条及其他一些透视方法，使平面的二维图画具备了三维特征，让你仿佛身临其境。

由艺术家埃德加·穆勒创作的令人震撼的三维街头绘画

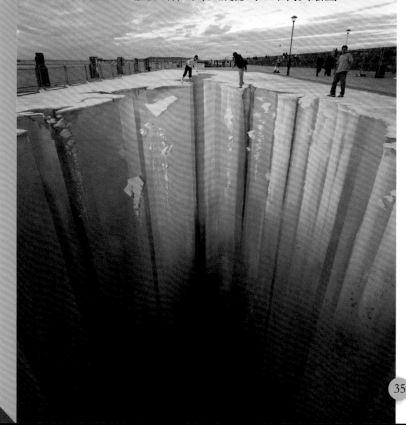

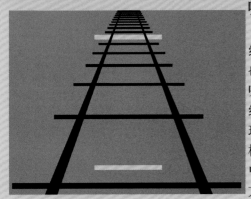

哪一个更大？

你是否相信，在左图中的上下两条黄色线段的长度是一致的，而且右图中的老虎大小也是一样的。为什么它们看上去却不一样大呢？当我们看到趋向汇聚于某一点的若干条直线时，我们常会产生这样的错觉，这是因为在现实中这些线条往往会伸向远方。我们的大脑根据以往的经验，将距离感加入对图像的理解中。我们看到第三只老虎好像处于更远的地方，所以会认为它更大一些。

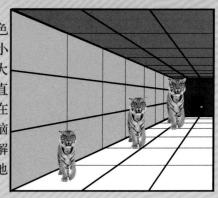

哪一个更暗？

方格A比方格B更暗一些吗？不，它们的颜色是相同的，旁边更小的图片可以证明这一点。我们通常会认为处于阴影中的物体会反射较少的光线。大脑根据这种思维告诉我们方块B要比它实际的颜色更亮一些。出于相同的原因，我们总是会认为雪球是白色的——即使我们把雪球拿到室内并且它看上去是灰色时，我们也会认为它是白色的。

大脑中的经验法则：
1.处于阴影中的物体会反射更少的光线。
2.阴影通常有模糊的边线。

方格A、B的颜色与这两个灰色条颜色相同

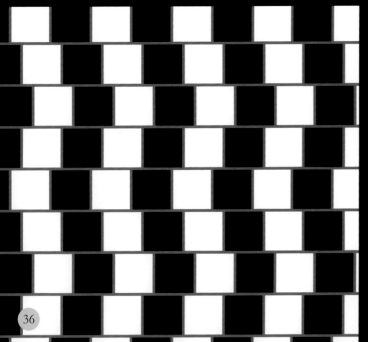

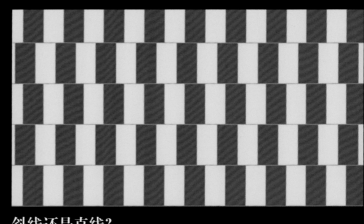

斜线还是直线？

图中方格之间的灰色线条看上去是倾斜的，但实际上它们是绝对水平的。这种错觉是由于大脑视觉皮质上的神经元在处理明暗色差时的方法造成的。出于复杂的原因，灰色线条在我们的周围视觉中显得有些倾斜，以至于使整个图像产生了扭曲。

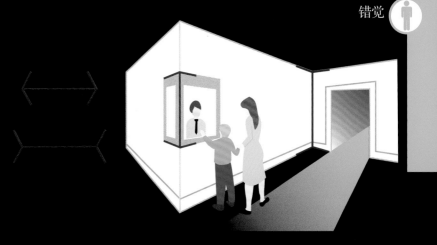

哪一条线段更长?

这两条线段的长度是相同的。对于这个著名的错觉现象最好的解释是，箭头欺骗了我们大脑的三维感知系统。上端的线段好像是一条近处的边线，而下端的线段好像是一条距离远一些的边线，因此我们会认为下端的线段更长一些。在右侧的图中，在墙角处使用了相同的红线，使图的三维效果更为明显。

哪一座塔的斜度更大?

哪一座塔的斜度更大? 不，这是同一张照片，而且两座塔的倾斜角度是相同的。但为什么它们看起来却不同呢? 在现实世界中，如果你站在两座平行的塔的底部向上看，你会觉得这两座塔会相交于某一点之上，就像平行的铁道线伸向远方时的情况一样。同样，图中的两座塔并没有相交——它们保持着平行。我们的大脑认为它们肯定是呈发散状延伸的，这促使我们觉得其中一座塔的倾斜角度要大于另一座塔。

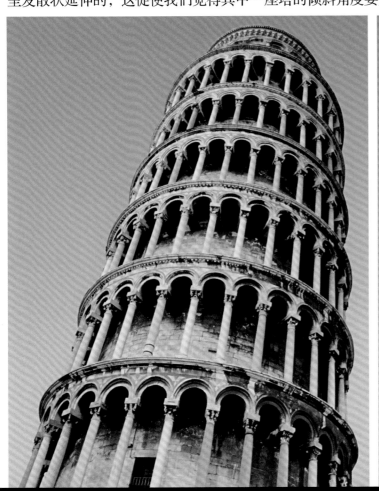

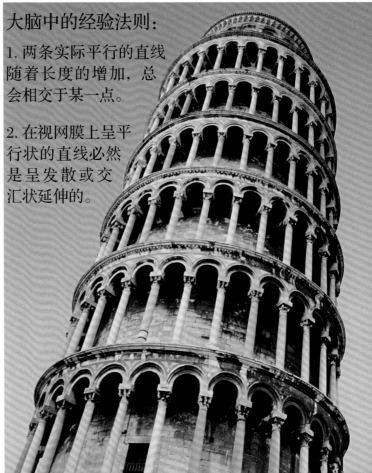

大脑中的经验法则:

1. 两条实际平行的直线随着长度的增加，总会相交于某一点。

2. 在视网膜上呈平行状的直线必然是呈发散或交汇状延伸的。

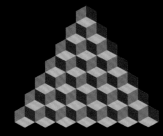

在你注视左侧这张图一段时间之后，它的样子会突然之间发生变化。立方体会颠倒过来，原来向外凸出的边角会向内收缩。这种错觉的发生是由于你的大脑使用两种不同的方法创建了三维的心理意象图。这两种对图像的不同解释不可能同时存在于你的大脑中，因此才会出现图像在视觉上的颠倒效果。

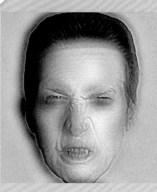
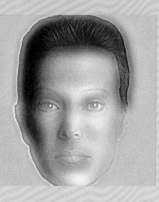

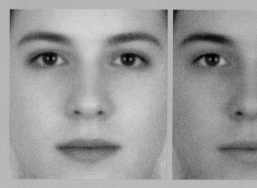
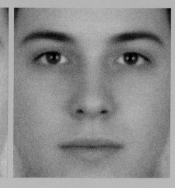

谁在生气？

把这张图竖着放好，向后退3米，然后再看它。刚才那个面目狰狞的人现在却笑容满面，而另外一张图上的面孔也发生了相反的变化。每一张图都是两副面孔的综合体，一副面孔是由精细的线条描绘出来的，而另一副面孔则是用粗犷的阴影勾勒出来的。当这张图离你很近时，你的眼睛只能看到精细的线条，而当距离增大，眼睛无法再看清这些线条时，原来隐藏着的模糊不清的另一副面孔就显露出来了。

是男是女？

或许你会认为右侧图中是男性，左侧图中是女性，但实际上这是同一名男性的同一张照片。在左侧的照片中，眼睛、嘴、皮肤之间色彩的对比度被加大了，嘴及眼睛显得更为深暗一些。图像在经过高对比度的修饰之后，使我们错误地认为左侧是一张女性的面孔。

当你在阅读这行文字时，是不是觉得下面的蓝点在移动？

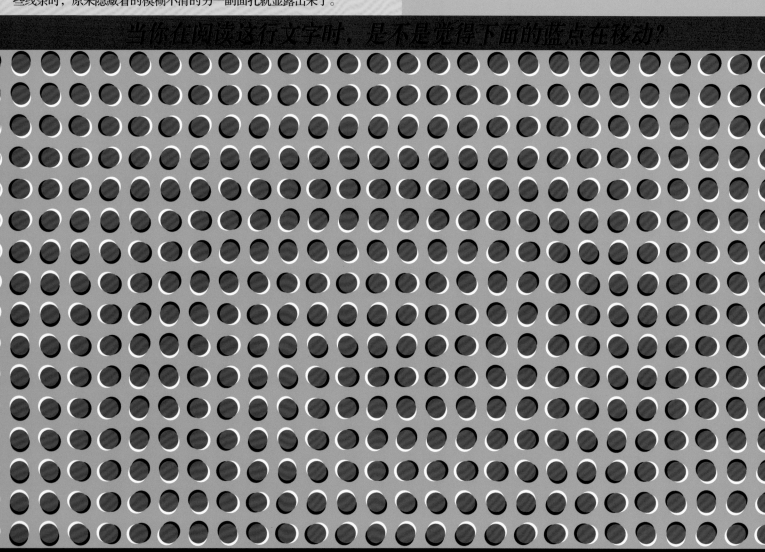

当你用余光

看这些蓝点时，它们仿佛是在移动着的，而当你直视它们时，它们却是静止不动的。产生移动错觉的条件有两个，一是蓝点正处于你的"周围视觉"之中，你直视区域内的蓝点不会产生这种错觉；二是你的眼球正处于移动状态中。这两个条件缺一不可。明亮区与黑暗区的重复排列则是产生错误的根本原因。大脑中的视觉系统对明亮区的反应要快一些。其结果是，当你的眼睛移动时，明亮区被优先处理。另外，明亮区与黑暗区的重复排列还会使你的大脑难以锁定图像，因此无法阻止错觉的产生。

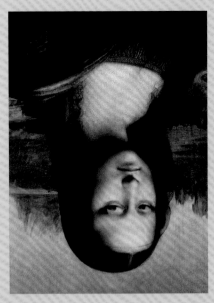

不颠倒这张图像的情况下，你能看出左边这张蒙娜丽莎画像与第31页上的有什么不同吗？将它颠倒过来，是不是很诧异？大脑中的人脸识别区只能识别出正向的面孔，而不能精细地识别倒置的面孔，因此在不颠倒图像的情况下，我们不能发现其中的瑕疵。但是，大脑中用于识别眼睛及嘴的部分仍能工作，并假设图像中的这两个部分是正常的。其结果是，如果不将图像颠倒过来，我们不能看出其中的奥秘。

看到重影了吗？这个错误会让你感到晕眩。在看这副面孔时，大脑会测量由眼睛和嘴组成的三角区。这张图片中有两个相互冲突的三角区，所以会使大脑中的面孔识别系统感到困惑。因为大脑在试图锁定这幅图片，我们的注意力也随之在两个三角区之间徘徊，这就给我们带来了眩晕的感觉。

下图中是真实的人还是微缩模型？

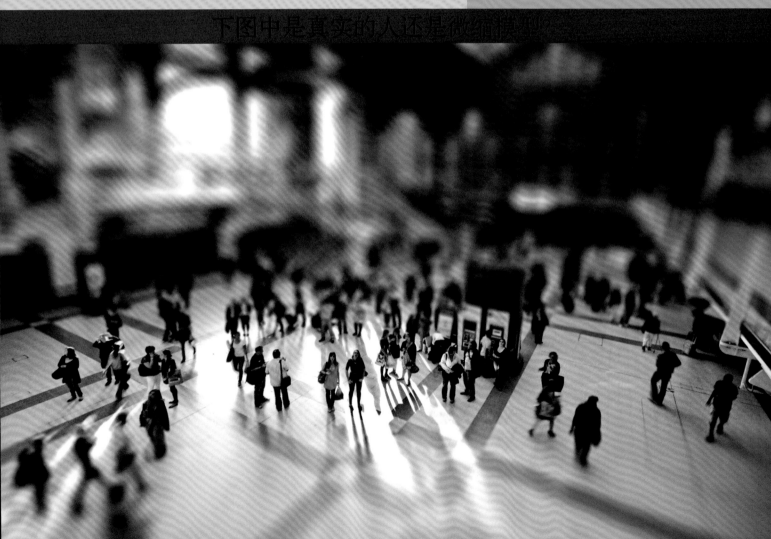

这不是微缩模型，而是一个人潮涌动的车站的真实场景。为什么他们看上去都这么小呢？摄影师使用了特殊的镜头，将焦距集中在一个狭窄区域中的目标物体上，同时使周围的景物变得模糊不清，这就是所谓的"浅景深"。在一般情况下，只有当我们盯着近在眼前的小物体时，才有浅景深的感觉（将一根手指放在你的眼前，其背景物体会变得模糊）。我们的大脑会将浅景深场景中的物体理解为小型物体，这种意识促使我们将上图中的人物错误地认为是微缩模型。

身体错觉

身体感觉

能使你感觉到自己的身体及其活动的感觉叫作"本体知觉"。身体不同部位上的特殊感受器会将每一个器官的状况向你的大脑汇报，而且这个过程在你不知不觉中就完成了。

关节

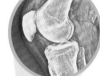

关节中的感受器将所有骨骼的位置告诉大脑。这有助于大脑判断动作是否安全。如果我们不注意感受器的反应，那就很有可能受伤！

肌肉

当我们运动时，肌肉产生伸缩，这促使肌肉中的伸缩感受器产生反应，并将信号传递给大脑。

内耳

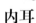

内耳中的微小重力感受器有助于我们知道正立与倒立的区别，在内耳中有三根充满液体的半规管，与其相连的运动感受器可以感受到人体在任何方向上的移动。

小脑

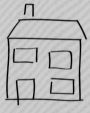

小脑就像是乐队的指挥。它负责安排人体活动的顺序，协调并精确调整大脑中其他部分的信息交流，使人体活动能够流畅地进行。

平衡

为了保持身体平衡，大脑必须对来自眼睛的视觉信号、来自耳朵的听觉信号及来自肌肉的本体知觉信号进行协调。

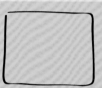 小 把 戏

手眼协调

❶ 我们试图让眼睛来指挥手，但最终你会发现，你唯一能够支配的只是本体知觉。如果你不相信这一点，可以来做一个小实验——先闭上眼睛，然后在纸上画出一个方块。只要不让笔离开纸，那么画出个方块是一件很容易的事情，这是因为你的大脑可以根据手及手臂肌肉反馈的信息来决定该如何画出这个方块。

❷ 现在再将眼睛闭上，我们来画一座房子。一旦你的手离开了纸面，你将很难精确地确定下一步该在哪里下笔。如果不依靠眼睛来获得视觉反馈，那么你很难决定从何画起。

❸ 现在来画同一座房子的镜像图（不要耍花招，请对着镜子画图）。这时你会发现，画出这样一个镜像图并不容易，因为你由眼睛获得的视觉信号与你的手的感觉是相冲突的，这会造成大脑中思维的混乱。那么该怎么来画镜像图呢？闭上眼睛再来试试，效果会好得多。

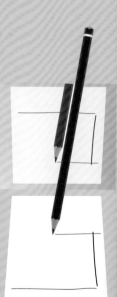

一种特殊的内部身体感觉协调着你对外界的触觉与视觉，让你的大脑知道身体的每一个部分的位置及它们怎样活动。在这里介绍几个小游戏，它们不仅能说明内部身体感觉是如何工作的，同时也教会你如何让它失效。

大 学 问 ！

交叉手指

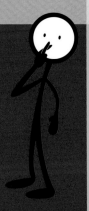

亚里士多德错觉是最古老的身体错觉。将食指和中指交叉，然后同时使用这两根手指摸你的鼻子、你是否感觉自己有两个鼻子？再使用相同的方法，触摸一下弹球或豌豆。

你的大脑从两根手指的外侧边缘收到感觉信号。由于两根手指的外侧边在正常状态下几乎不会同时接触同一个物体，所以在交叉后碰触一个物体时，你的大脑会认为是两个物体。

高频跳动

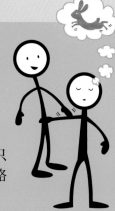

让你的朋友闭上眼睛。在他的腕关节、肘关节、臂膀上端三处分别快速地敲4下。他是不是感觉到好像有一只小兔子顺着他的胳膊向上跳？

科学家们也不能解释为什么整个手臂都有被拍打的感觉，而不只是三个被敲击的点，但对此达成了一个共识：大脑希望如此并因此忽略了实际情况。

四两拨千斤

❶ 请一个朋友伸出手臂，然后你用两根手指按住他的手腕并下压，他应该可以轻松地抵抗住压力。

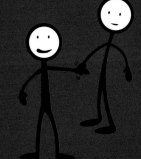

❷ 现在请你的朋友将一只脚踏在一摞书上，或踏在一阶台阶上，然后再重做①的实验。

❸ 现在情况发生了逆转，你可以轻而易举地将他的手臂按下去。

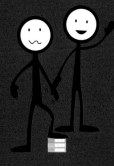

当你的朋友抬起一只脚时，他的大脑认为其脊椎处于一种易于受伤的状态。为了避免使脊椎受到伤害，大脑"关闭"了让手臂肌肉紧张的信号，所以它无法再抵抗住来自你手指的压力。

匹诺曹的鼻子

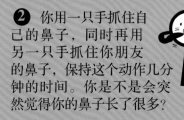

❶ 把自己的眼睛蒙上，然后站在一个朋友的身后。

❷ 你用一只手抓住自己的鼻子，同时再用另一只手抓住你朋友的鼻子，保持这个动作几分钟的时间。你是不是会突然觉得你的鼻子长了很多？

你的大脑会同时接收到来自双手的完全相同的感觉信号，这会使大脑错误地认为你是在摸着一个鼻子。因为缺少视觉信息，而且有一只手臂是向外伸展的，所以大脑觉得你的鼻子变长了。

手臂悬浮

❶ 靠墙直立，然后将你的手臂用力顶住墙60秒钟的时间——用的力量越大越好，这样效果就会更加明显。

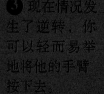

❷ 现在离开墙，你的手臂是不是向上扬了？

当你的手臂顶住墙时，手臂的肌肉处于紧绷的状态，经过一段时间之后肌肉及大脑适应了这种状态，因此当手臂离开墙时，肌肉仍保持着一定程度的紧张，所以手臂会上扬。此时如果你有意识地抬起手臂，实际抬起的高度比你预想的要高。

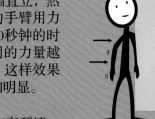

大脑中的疼痛感

没有什么感觉能像疼痛感这样吸引你的注意力了。它是一个最直接的身体信号，预示着你身体的某个部分出了问题，你需要采取相应的措施，以避免受到更大的伤害。在伤愈期间发生的持续疼痛感是在提醒你不要过度劳累。

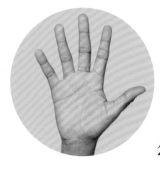

在每平方厘米的皮肤上有200个疼痛传感器。

疼痛来自哪里？

我们的皮肤、肌肉和内部器官中都遍布着可以感受到压力、热量及化学物质的传感器。对身体的任何一种伤害都会诱发疼痛传感器，它会将电信号传递到脊髓及丘脑。丘脑再将信号传递给大脑的其他部分，用于判断疼痛来自哪里，它意味着什么，以及会对人体造成什么样的伤害。大脑再将信号传回到脊髓，告诉身体如何作出反应。

3 感觉

大脑收到疼痛信号后进行分析，判断出疼痛的来源、强度及受到伤害的程度。在得到这些信息后，大脑会根据情况决定接下来怎么办。

2 反应

在疼痛信号传递到大脑之前，脊髓几乎是在受到伤害的同时作出反应。它会传递一个新的信号给腿部肌肉，使你立即将脚抬起来。

1 探测

当你不小心踩到一枚图钉时，皮肤中的疼痛传感器会立即将受伤的信息传递给大脑。触觉传感器也会将造成疼痛的原因传递给大脑。

疼痛感是在你大脑中拉响的警报

天然止痛药

大脑对疼痛的反应之一就是传递信号给受伤组织附近的含有内啡肽的神经元。内啡肽被释放到突触中，然后被传递疼痛信号的神经元所吸收。内啡肽阻碍了疼痛信号的传递，使其不会传向大脑。内啡肽与吗啡有相似的化学结构，而吗啡在医学上可用于止痛。吗啡是几种天然止痛药之一，是从罂粟的种子里提炼出来的。

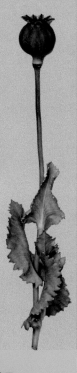

应激止痛

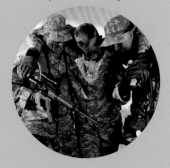

强烈的应激作用可产生有效的止痛作用。受伤的战士尽管有疼痛感，但仍然可以继续战斗，这是因为在他们体内产生了多种应激化学物质（包括肾上腺素、皮质醇等）的综合反应，这使得更多的内啡肽被释放出来。被子弹击中的人甚至在短时间之内不会意识到自己已中弹。这种麻痹效果不会持续太长时间，但足以让受伤人员撤离到安全地带了。

超越痛苦，追逐目标

心理作用在我们对疼痛的反应中扮演了重要的角色。积极的思想可以起到比止痛药更好的效果。经过训练的运动员可以使自己具有超过常人的忍耐疼痛的能力。具有这种能力的人，在心理上可以产生"意识超越物质"的思想，将疼痛信号阻塞于大脑之外，他们可以在燃烧着的煤炭上走过，也能躺在布满钉子的床上。受过这种训练的人，可以使疼痛感降至最低。

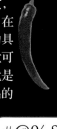

糖丸

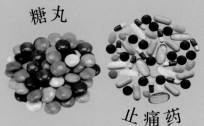

止痛药

医生发现让有疼痛感的人吃糖丸或是注射生理盐水可以起到和让其服用真正的止痛药相同的效果。这就是著名的"安慰剂效应"。只要病人相信他们服用的是真实的止痛药，而且药效强劲，疼痛感就会因此而消失。大脑扫描甚至表明，安慰剂使因疼痛而活动起来的大脑部分趋于平稳，这与止痛药的疗效是相同的。

按摩缓解疼痛

不是所有的疼痛信号都直接传递到大脑。一些较微弱的信号被脊髓中的"阀门"神经元给过滤掉了。传输触觉的神经纤维也会对阀门神经元产生影响。如果你扭伤了踝关节，你会本能地对它进行按摩，这就激活了触觉传感器。触觉信号使阀门神经元处于活跃状态，因此减少了传递到大脑中的疼痛信号的数量。这就是按摩可以降低疼痛感的原因。

关于疼痛的一些小知识

· 在辣椒中含有一种可以使人产生灼痛感的化学物质，称为辣椒素。有人认为，在食用了辛辣食物后产生的具有缓解疼痛作用的内啡肽可以使人产生愉悦感。这就是许多人喜爱食用辛辣食品的原因。

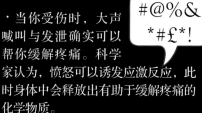

· 当你受伤时，大声喊叫与发泄确实可以帮你缓解疼痛。科学家认为，愤怒可以诱发应激反应，此时身体中会释放出有助于缓解疼痛的化学物质。

· 一个有缺陷的基因会使人们失去疼痛感！这听起来好像不错，但如果没有了疼痛感，那么你就不会意识到危险的存在。疼痛感对于人类来说是至关重要的！

问与答

生物钟在哪里？

主要的生物钟在大脑底层，与传输视觉信号的神经相邻。它由称为视交叉上核(SCN)的两个脑细胞群组成。脑细胞群中的特殊基因像一个时钟系统一样地交替工作。视交叉上核通过促使产生某些激素（如褪黑激素，一种诱导自然睡眠的体内激素）来控制人体的睡眠。

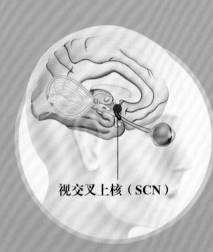

视交叉上核（SCN）

你是一只"猫头鹰"还是一只"百灵鸟"？

一般来说，人类的生物钟以24小时为一个循环周期，但具体到每一个人的生物钟周期的长度则会有很大的差异，这或许是由基因造成的。生物钟周期短于24小时的人总是起得很早，就像是一只百灵鸟；而生物钟周期长于24小时的则喜欢熬夜，就像是一只猫头鹰。

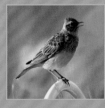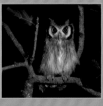

大脑深层就像是一个活的时钟，为你的身体承担着计时器的职责，告诉你什么时候应该醒来、睡觉、休息和玩耍。了解你的生物钟可以让你每一天都充满活力。

8:30 我们多在此时排泄大便。

8:00~11:00 心脏病大多会在上午发作，因为在这段时间内，血液较为黏稠，血管僵硬，而且在人刚睡醒时，血压会迅速升高。

11:00 人体此时充满活力，是一天中最兴奋的一段时间，但青少年除外，因为他们的生物钟比成人要晚一些，直到下午时，他们的身体才会充分地兴奋起来，同时，这也造成了青少年喜欢睡懒觉。

12:00 这是午饭时间，无论你此时是否进餐，身体的温度都会自然下降，人会感觉到一丝困意，甚至打个几秒钟的瞌睡。在一些国家中，人们在午饭后会有一段短暂的休息时间。

14:00 这段时间是车祸的高发期。很多高速公路撞车事故是由于司机在驾驶车辆时打瞌睡造成的。

16:00 人体兴奋度及体温再次升高。在此时段中，人体的反应速度最快，是一天中最适合创造最佳运动成绩的时段。

18:00 虽然一天的工作已经结束了，但生物钟仍处于较为兴奋的时期。这个时段适用于进行社交活动。

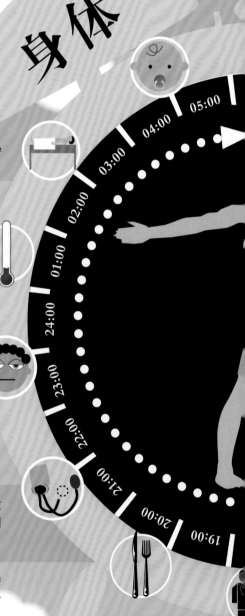

身体

一天中最危险的时刻是

在不看手表或时钟的情况下，试着猜一下现在的时间。猜测的结果与实际时间之间的误差是不是很小啊？因为人体内部有时间感，大多数人可以将这个误差控制在10分钟之内。

时钟

19:00 当我们的眼睛及大脑看到及意识到天空渐渐暗下去时，身体也会意识到夜晚降临了，应该准备休息了。

20:00 很多人选择在此时吃一天中最重要的一餐，但用于从血液中清除已吸收糖分的胰岛素在清晨时的效率会比此时更高，一些科学家因此建议：我们应当在早晨吃主食，而在晚上只吃一些小点心就可以了。

20:00~22:00 身体温度及血压开始下降，我们会感到疲惫。但是青少年此时仍处于精力充沛的状态中。

2:00 深度睡眠中。

2:00~4:00 为在睡眠过程中保存体内能量，身体活动及温度降至一个低点。非常虚弱或年纪很大的人，容易在这两个小时内发生猝死。

3:00~5:00 大多数生命在此时段内降临。对于其他灵长类动物来说也是如此。在夜之将尽的时候分娩新的生命被认为是一种进化的表现——便于对新生命进行保护，因为灵长类动物总是喜欢找个安全的地方过夜，比如在树上。

07:00
08:00
09:00
10:00
11:00
12:00
13:00
14:00
15:00
16:00
17:00

黎明之前的一段时间。

问与答

可以自己调整生物钟吗？

视交叉上核维持着自己的时间感，但它也会受到进入我们眼中的光线的影响。光线对体内时钟细胞的化学物质释放产生作用，使生物钟接近于每天的24小时。黎明时微弱的光线或傍晚时过强的光线，会使生物钟发生逆转，使其与时间的同步受到破坏。

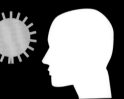

为什么起床这么困难？

由生物钟控制的人体活动的循环会随着我们的成长而改变。儿童在清晨很早的时候就开始了新的一天，但对于13~21岁的人来说，让他们早点起床及在早上保持活力，则是一件很困难的事情。成年人对睡眠的需求随着年龄的增长而减少，年纪越大起得越早。

体温

生物钟对人体的一个重要影响是对体温的控制。人体的平均温度为37℃，但在每天的不同时段里，体温也会发生变化。从上午11点到晚上7点是体温的高峰期，但午餐后感觉有困意的那一段时间除外。

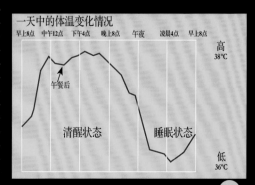

一天中的体温变化情况

早上8点　中午12点　下午4点　晚上8点　午夜　凌晨4点　早上8点

午餐后

清醒状态　　睡眠状态

高 38℃

低 36℃

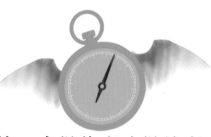

时光旅行

　　为什么当你身心愉悦的时候，总是觉得时间过得很快？当做你喜欢做的事情时，一个小时就好像是一分钟那样快，而在做你不喜欢的事情时，一分钟却好像一个小时那样漫长。我们所感觉到的时间的流逝——称之为主观时间——它与用钟表来衡量的时间是不同的，它的快慢取决于我们的心理状态。

为什么随着年龄的增长，会感觉时间过得越来越快？

　　时间越来越快的一个原因是，随着我们年龄的增长，我们的生活变得越来越单调而且缺乏活力，随之而来的就是苍白的回忆；另一个原因是我们感觉到有生之年随着时间的流逝而减少。一名科学家使用一些数学方法将人类的生理年龄与其心理上的主观年龄在同一个数轴进行了对照与比较。通过它我们可以看到，当一个人10岁时，他的主观年龄就已经相当成熟了。但也不要对此太当真——这项研究只发表在了《不可复制的研究结果》杂志上，而那只不过是一本科学幽默杂志罢了。

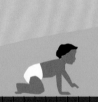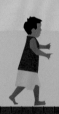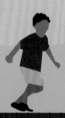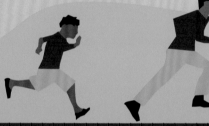

| 0 实际年龄 | 1 | 2 | 3 | 4 | 5 | 10 |

| 0 主观年龄 | 10 | 20 | 30 | 40 | 50 |

时间放缓

　　极度兴奋可以使主观时间放慢，使每一秒钟的时间都显得很长。这是因为大脑的多巴胺路径（参见68页）中的神经在此时更为兴奋，传输神经冲动的频率更高，这使大脑可以在每一秒内处理更多的信息。在车祸事故中，受害者有时会说事故发生的那一瞬间仿佛就像是电影中的慢动作镜头一样。当我们遇到其他烦心的事情时，也会有这样的感觉，比如等待一节枯燥课程结束的铃声时。

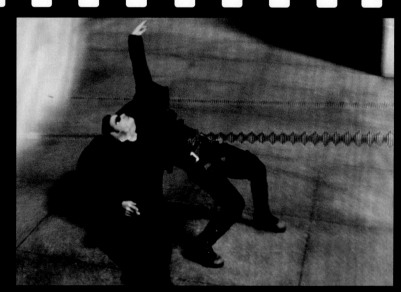

计时神经元

大脑中用于保持时间感的特殊神经元对完成需要节奏感的活动（如跳舞）是至关重要的。科学家在猴子大脑中的前额叶皮质及纹状体中发现了这些神经元。它们按特定的时间间隔发放神经脉冲，如每秒10次，并且使我们的大脑产生与时间相关的记忆，当我们回忆往事时，不仅可以回想起事件本身，还能够回忆起发生事件时的感觉。

纹状体

前额叶皮质

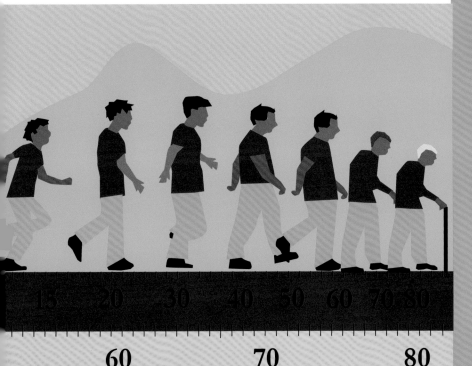

时间加速

当你的大脑集中精力于一个复杂的工作（如玩电脑游戏）时，对于时间的流逝就关注较少。其结果是时间在你的不经意间悄悄地过去了，而你会感觉时间好像突然一下快了起来。如果你要赶在某一时间之前完成某项工作时，你也同样会觉得时间飞逝。

时间错觉

"现在"是一个错觉

你的大脑很擅长让你觉得某些事情正在发生着，但实际上这是一个极大的错觉。视网膜上的图像被传递到大脑视觉皮质，然后进行识别与分析，直到最后形成一个清晰的意识，这个过程需要1/50秒的时间。所以，所谓"现在"其实是一个刚刚过去的时间点。幸运的是，大脑在预感将要发生的事情方面有充分的经验，所以我们总是能够作出正确的反应，而且极少发生延迟。实际上，我们大脑的预测本领非常棒，以至于我们平日的大部分"经历"并不是真实发生的，而只是我们的大脑预感到的。比如，有个物体掉落下来，我们伸手去接，是我们的大脑预测到了掉落的轨迹，才最终抓住了物体。

时间停滞

我们凭记忆来感觉生命中时光的流逝，但有些人因为大脑受损而失去了这种能力。一个著名的例子是柯萨可夫综合征。柯萨可夫是一名船员，他于1945年失去记忆。在他的余生中，他始终相信自己还是个年轻人，当他照镜子时都不敢相信镜子中的人是自己。但幸运的是，当他放下镜子后，立即就会忘了自己在镜子中苍老的模样了。

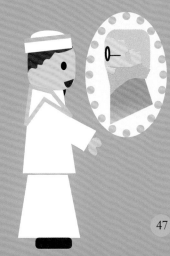

睡眠障碍

梦游

你梦游过吗？梦游是很常见的，其症状可能是在家里跑来跑去。梦游并不是由梦引起的——它是在人深度睡眠时一种无意识的活动，而且当你早上醒来时，根本不会记得梦游的事情。有一些梦游者会在睡眠状态下写文章、作画，甚至犯罪。

睡眠呼吸暂停

人体在睡眠中处于放松状态，这是一种最安全的状态，除非你患有睡眠呼吸暂停症——咽喉肌肉过于放松，以至于它们堵住了呼吸道，使人不能呼吸。这是非常危险的，但是大多数患者遇到这种情况时都会被大脑叫醒。另外，患有此病的人通常会在睡眠时伴有巨大的鼾声。

失眠

在夜里醒几分钟是正常的，但如果你难以再次入睡，则有可能是患上了失眠症。引起失眠的原因有很多，包括精神压力或喝了过多含有咖啡因的饮料等。如果你发现自己有失眠的倾向，试着在睡觉前做一些可以使自己身心放松的事（如读书或泡个澡），并且让自己处于安静、避光的环境中。

嗜睡症

有些人无论睡了多长时间都是不够的——他们在白天有时会突然进入睡眠状态，持续的时间从30秒到30分钟不等。嗜睡症是极其危险的，试想如果一个患有此病的人在开车时突然发病，那么后果不堪设想。

瞌睡虫

人的一生中有1／3的时间是在睡梦中度过的。我们知道婴儿比成人需要更多的睡眠，青少年喜欢睡懒觉，但是到目前为止，科学家仍不能彻底解释睡觉的作用，以及做梦的原因。

该睡觉了！

睡眠分为浅度睡眠与深度睡眠，而且这两种状态约每90分钟就交替一次。在深度睡眠状态中，大脑活动最少。在最浅睡眠阶段（REM）中，大脑中会产生可记忆的梦境，当你睡醒后，你可以回想起刚刚做过的梦。最浅睡眠阶段的特征是"眼球快速地移动"——眼球在眼皮下快速地上下左右移动。

■ 最浅睡眠阶段
■ 浅度睡眠阶段
■ 深度睡眠阶段

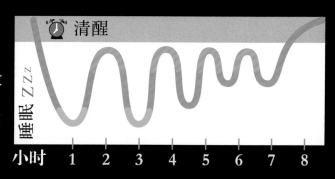

我不想去睡觉！

每一个人都需要睡觉。但睡多长时间取决于你的年龄——年纪越大，睡得越少！虽然没有人知道我们为什么睡觉，但缺觉的影响是显而易见的。如果你缺少睡眠的话，会感觉到疲惫而且没有精神。长期的睡眠匮乏会使你在身体上及精神上感觉不适，并引起视觉、语言障碍，降低免疫系统的功能。如果你连续几天不睡觉，甚

为什么睡觉？

没有人能明确地说明睡觉的目的是什么，在这里介绍几个关于睡眠的最流行的理论。

1 睡觉使你的身体可以得到休息——有机会休整身体，修复每天的消耗与损失。

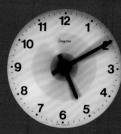

梦境与现实

几乎每一个人都会做梦。平均每年你会做超过1800个梦，但其中大多数梦是不会被记住的，除非你在梦中突然醒来。做梦时会出现一些奇怪的现象：它们可以改变头脑中的时间概念——你觉得一个持续了很长时间的梦实际上只有几分钟的时间；另外，梦境会给你真实的感觉——即使在梦中发生了奇异古怪的事情，你也不会意识到自己处在梦中。当你处于睡眠中时，大脑的前额叶几乎处于关闭状态，所以你难于判断真假。

逞能的代价

1959年，美国人彼得·特里普打破了连续不睡的世界纪录。他不断地聊天、玩游戏，在医生与护士的帮助下保持清醒，他一共坚持了201个小时（8天）。在刚开始的几天里他还算是正常，但随后就开始出现幻觉——看到了实际不存在的蜘蛛网、老鼠、小猫，并在没有钱的地方寻找钞票。之后他再也没有从缺乏睡眠的伤害中完全恢复过来，而且性格变得好斗和偏执。

梦是心头想？

没人能说清我们为什么会做梦。有一种说法认为做梦是大脑存储记忆的一种方法；另一种说法认为，做梦是大脑在对白天所经历的事情进行梳理。有一些梦是由于你在睡眠过程中听到外界的声音或自身的感觉造成的（你是否有过梦里找厕所而醒了之后确实要去卫生间的经历？）还有一种说法认为，做梦是你的想象力在加班工作。

噩梦

梦境可能是非常恐怖的。这是因为在睡觉时，你的大脑中的某个部分仍处于非常活跃的状态，并且有时候会创造一种令人恐惧的感觉，使大脑的其他部分也被迫参与到梦中，于是恐惧的感觉又被放大，并最终形成了噩梦。

ZZz

至连个小盹儿都不打的话，无异于自杀。没有人能确切地知道一个人连续几天不睡觉就会导致死亡，因为人们无法进行这种残酷的实验。但动物实验证明，缺少睡眠的兔子与缺少食物的兔子相比，缺少睡眠的兔子会死得更快一些。

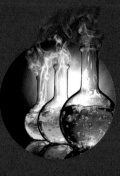
② 睡眠可以使你大脑中的化学物质恢复平衡，而当你处于清醒状态时则不能进行这项工作。

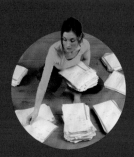
③ 大脑需要时间来建立新的连接，处理信息，存储记忆。

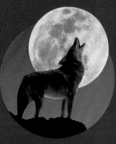
④ 夜晚躺在床上睡觉是避免危险的好方法。

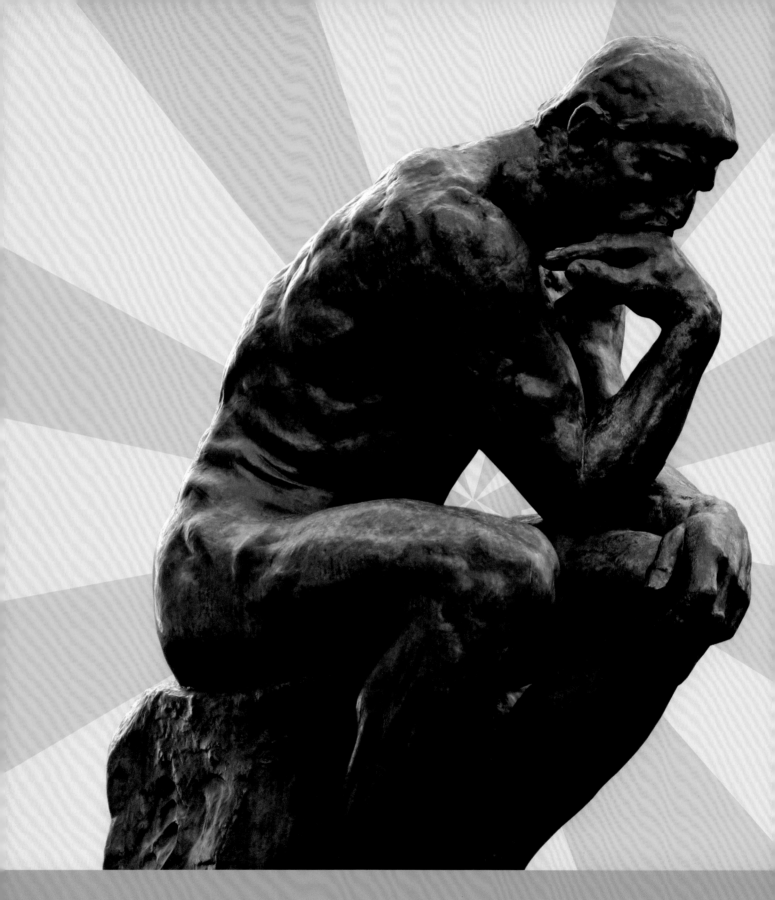

 我思故我在

"我思故我在"是大约400年前哲学家勒内·笛卡尔的一句名言。当时笛卡尔已经意识到任何一点思考活动都证明着他的存在。与笛卡尔一样，我们每一个人都有一个强大的内在自我意识，包括思想、情感和感觉。自我感觉是称为"意识"的神秘的人类现象的一个重要组成部分。每一个人的自我都是独特且唯一的。我们的思想建立在基因及各自经历的基础上，因此塑造了每一个人**不同于其他人的个性**。

什么是意识？

注意

你能够感觉到你脚上的袜子吗？意识心理非常擅长将精力在同一时间集中在一件事情上——有点像聚光灯——并忽略其他事情，比如脚上穿着袜子的感觉。我们把这种"意识聚光灯"称为**注意力**。你可以选择将注意力集中到某个目标上，比如这本书，但其他事情可以迅速转移你的注意力。像是一只出现在你的余光中的正在从地板上匆匆跑过的老鼠，或是你听到有人在小声说你的名字，你都会立即将注意力转移过去。

镜子测试

动物有自我意识吗？这是一个无法回答的问题，因为我们无法以动物的思想来看待这个世界。然而，有一个方法可以测试出动物是否具有自我意识。在动物的脸上点上一个红点，然后将一面镜子放在它的面前。如果动物认出镜子中是自己的影像，那么它会触摸自己脸上的那个红点。18个月大的人类婴儿可以通过这个测试，但只有少数动物可以通过这个测试，如大猩猩、海豚、喜鹊、猪（测试方法稍有变化）——我们认为这些动物都是智能动物。

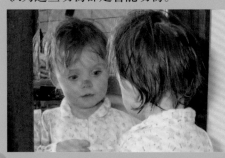

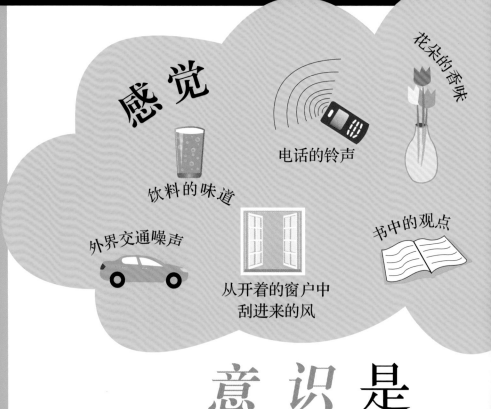

感觉

饮料的味道

电话的铃声

花朵的香味

外界交通噪声

从开着的窗户中刮进来的风

书中的观点

意识是

意识是什么？

当你处于深度睡眠状态时，意识会消失。当你醒来时，它会像开灯一样瞬间恢复过来，使你感觉到世界的存在。尽管我们每一个人都有意识，然而却难于说清楚意识究竟是什么，甚至连科学家都不能给它下一个明确的定义。对于我们来说，这是一个难题。

可以把意识比作在你的头脑中播放一部电影。这部电影不仅有声音和影像，还有气味、味道和感觉。除此之外，意识还包括一个秘密的内部世界，包括思维、感受和希望。现在你可能会听到来自你内心世界的一个声音，它正在读本页上的文字。这个声音好像是另一个人对你讲的，但同时，你也知道，这就是你自己的声音。

自我的感觉是人类意识中的一个重要的组成部分。我们都会感觉到在我们的头脑中有一个内部的自我存在，它主宰着我们的生活。

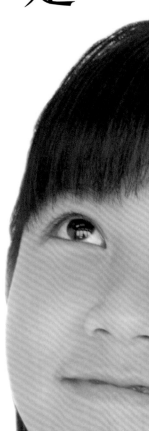

在你清醒的每时每刻，你的大脑中都正发生着令人惊异的事情：从感觉器官获得的信息，我的想法、主意乃至过去的记忆都综合起来，形成了意识。理解这个过程是如何发生的，可能是科学界最大的难题。

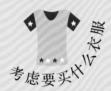

思想及情感

考前焦虑

感觉无聊

ZZZZ

考虑要买什么衣服

一种认知能力

无意识行为

我们总是认为自己的思想及身体都是受自己的意识控制，但实际上并非如此，有很多事情是不由意识或认知来控制的。例如，你不必有意识地进行呼吸或眨眼，虽然这两种动作也是由你的大脑来控制的。

 你的心脏持续跳动、加速和放缓都是自动进行的。

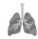 **你的肺**不停地呼吸空气，而你不必为此操心。

 一些无关紧要的感觉，如穿上袜子的感觉，会从意识中消失。

 当你掌握了技能（如系鞋带）后，复杂的肌肉活动就变成无意识的活动了。

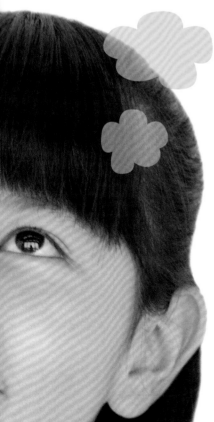

意识在哪里？

我们能告诉你的是，创造意识的不是大脑的某一个特殊的部分。脑部扫描研究表明，在意识的建立方面，大脑皮质层上的多个区域都参与其中，但其中的任何一个区域都无法独立承担起建立意识的责任。有些人认为意识是独立于物理宇宙之外的——它是一种精神或灵魂。但大多数科学家认为意识只是大脑活动的结果。

植物人有意识吗？

有些人头部受到严重伤害，以致他们会在几天或几周的时间内处于深度睡眠的状态，这种状态称为昏迷。在一些案例中，病人会苏醒过来，但却无法再与外界沟通，就好像是失去了全部认知能力一样。这些人被认为进入"持续性植物状态"中，那么他们有意识吗？科学家最近对一名处于这种状态中的妇女的大脑进行了扫描。在进行扫描时，要求她想象打网球时的情境。大脑扫描显示，她的大脑的活动与一名健康人想象打网球时的大脑活动是相同的，这说明她能够理解并回应这些问题。

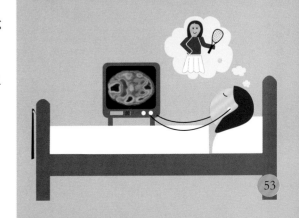

无意识的思考

第六感

你是否有过一种奇怪的感觉——可能有什么事情做错了，但你却说不出原因？或许当你走进房间时，你就觉得有什么不对劲儿……几秒钟之后，你意识到原来贴在墙上的一张海报不见了。这是你的潜意识在工作。在不需要你特别注意的情况下，你的大脑也在收集着大量的信息，并且不断地进行着各种思考与判断。如果潜意识感觉到存在什么问题，它会首先向大脑发出一个信号，告诉你"有什么不太对劲儿"。

意识就像是冰山一角——只有一小部分被我们的大脑认识到了，而绝大多数思维活动是潜意识，它们具有很高的隐蔽性，至

第一印象

对其他人的判断是由潜意识作出的。在第一次遇到某人的最初几秒钟里，我们会调用全部意识思维并立即判断出是否可以相信眼前这个人，虽然我们也常说不清作出这种判断的理由是什么。一个人的瞳孔大小往往会强烈地影响到别人对他的认识：瞳孔越大，魅力越大。

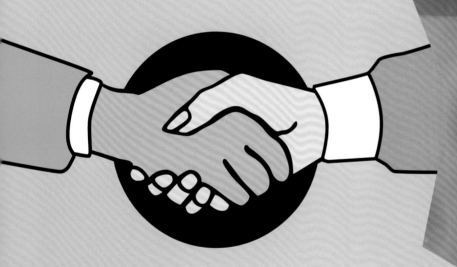

潜意识思维

超感觉力，
第六感，
直觉……

如果你被一只老鼠咬过，下次你再看地躲避它，哪怕你已经想不起来

分析瘫痪？

是认真仔细地考虑好，还是凭直觉迅速作出决定好呢？假设你正在比较三部新手机，每一部手机都有其独特的功能，有意识地对所有选项进行综合考虑是很困难的，因此大多数人在这种情况下选择凭直觉作出决定。荷兰心理学家发现这样做常会作出正确的选择。他们进行了一个实验，让参与实验的人根据12条标准从一组汽车中选择出性能最好的一辆，结果发现他们在受到外界干扰而不能完全集中精力进行选择时，他们却能作出更合理的选择。

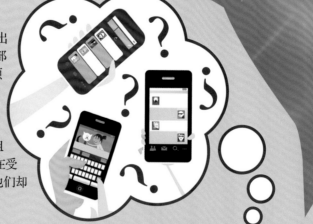

今还不被我们所了解。潜意识具有惊人的"能量"与"速度"，但它同样也会产生错误的判断。

直觉的作用

我们将无意识的思考称为"直觉"。具有丰富经验的人可以产生很强烈的直觉。一次火灾事件中，在燃烧的大楼中负责指挥灭火的消防队长突然有了一种不祥的预感，他立刻要求所有队员撤出大楼。果然不出队长所料，在人员撤出大楼之后的几分钟内，大楼彻底坍塌了。消防队长将他的预感归功于"超感觉力（ESP）"，但实际上，是对于消防救灾方面的丰富经验才使他具有了敏锐的直觉。

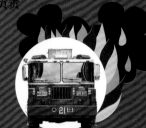

经验越丰富

直觉越强烈

= 直觉

老鼠时，你会下意识
被老鼠咬过的事情了。

启动效应

直觉并非总是正确的。实验表明，无意识的思考会受到一些无关紧要甚至是毫无关联的事情的影响，这种现象称为启动效应。例如，有人因为闻到了消毒水的味道而对房间又进行了一遍更为彻底的打扫；有人痴狂地玩赌博游戏的原因是他们看到房间里有一个公文包。一项最近进行的研究表明，如果将一张脑部扫描图与一篇关于大脑的、内容荒谬的文章配在一起，大多数学生轻易地认为这篇文章是可信的，但如果换一张图，则学生们会认为这篇文章的内容不可信。

自由选择？

他什么时候会按下按钮？

当我们作出决定时，我们感觉好像有一个内部的自我在根据自己的思想意识自由地作出选择，但这也许是一个错觉。设计精巧的实验表明，在我们的有意识思维对事情作出判断之前，大脑中的潜意识部分会在最多10秒钟之内作出判断。在右图所示的实验中，要求一个人当看到屏幕上有自己希望看到的字母出现时就按下桌上的按钮，同时，工作人员会记录该字母。大脑扫描发现，当他希望看到的字母出现在屏幕上前10秒钟之内，在他体内会有导致其手指产生运动的神经活动。科学家甚至可以根据这种现象推测出实验对象要选择的字母。

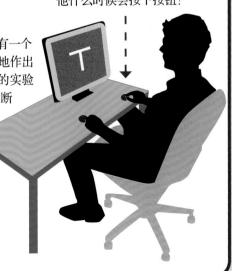

读心术

我的父母是怎么

如果你在对你的父母说谎话，那你一定要谨慎。当你说谎时，他们可以敏感地捕捉到一个你自己都难以察觉的信号。

❶ 察言观色

脸上的表情会泄露出你内心真实的想法，即使你装出一副若无其事的样子予以掩盖也是徒劳的。当你的脸上充满笑容时，要小心你的眼睛中流露出的冷漠或漠不关心的神情，它们会将你内心的秘密泄露无遗。脸上最忠于你内心的部分是额头——布满皱纹的前额说明正有些事情让你心烦意乱，强作欢颜也无济于事。

❷ 眼睛是心灵的窗户

看懂别人心理最简单的方法是注意他们的眼睛。当人们盯住自己想要的东西时，他们的眼神会表达出他们的思想。不要以为故意左顾右盼就可以迷惑别人，欲盖弥彰反而会让你弄巧成拙。

补充资料……

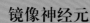

镜像神经元

我们能够看透别人的想法的能力源于大脑中一种称为镜像神经元的脑细胞。科学家在研究猴子看到食物时的大脑活动时，偶然地发现了镜像神经元。科学家发现，当猴子看到科学家摆弄食物时，猴子大脑中的某一个部分开始活动，而这一活动部分与猴子自己抓取食物时大脑发生活动的部分相同。在人类的大脑中也存在相似的镜像神经元。

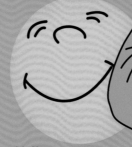

镜像

镜像法在我们使用面部表情与其他人进行沟通的过程中承担着重要的作用。当我们看到别人在欢快地微笑，或是恐惧地喘息时，我们不仅能够理解对方的心情，同时还能对此作出相应的回应。

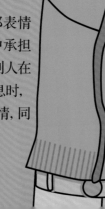

根据一些科学家的说法，由于人类的大脑体积更大，这使我们可以更好地相互理解。成功人士的一个标准就是能够判断出别人的所思所想——我们需要了解他人的想法。

知道我在说谎的？

③ 肢体语言

你的肌肉是处于紧张状态还是处于放松状态？你的手臂弯曲是为了防止攻击吗？我们的身体姿势与手势会泄露出很多信息。肢体语言可以体现出我们对别人的态度。当我们同意或喜欢某人时，我们会不由自主地模仿他的姿势；当我们反对或厌恶某人时，双方在肢体语言的表现上则相互排斥。

④ 语调

你说话时的语调比你所说的内容更能表达你的思想。说话时的声音大小、气息是平缓还是急促都可以体现你的情感状态。研究表明，即使在听不懂演讲内容的情况下，仅凭语调听众就可以判断出演讲者的情绪。

⑤ 亲身经历

你父母有一件秘密武器——亲身经历。他们也是从年轻时过来的，并且对他们的父母说过相同的谎话——他们知道所有诡计。当你对他们说谎时，他们可以从你身上看到年轻时的自己。他们的亲身经历足以戳穿你的小把戏。

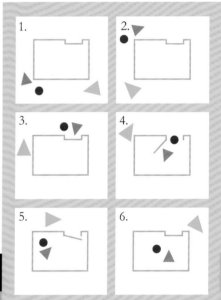

感同身受

当你看到别人戳到脚趾时，你也会情不自禁地皱一下眉头。在看别人自欺欺人地自我安慰时，你或许也会为自己找个理由来解脱。在体会别人的感觉方面，我们具有惊人的能力，这使我们可以充分理解别人的心情。大脑扫描证明，当我们看到某人正在受到疼痛的折磨时，我们大脑中的某一片区域会处于活动状态，而这片区域恰恰也是病人的大脑中的活动区域。

打哈欠传染吗？

看这张照片并且数10下……你是否也开始打哈欠了？打哈欠很容易"传染"给别人，你只要站在别人面前打一个哈欠，马上就会有人随之附和。为什么打哈欠会"传染"至今还是一个未解之谜，但有一个理论认为，打哈欠是一个社会信号，告诉周围的其他人为一个动作做准备，而准备的内容就是打哈欠——深呼吸。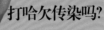

预测趋势

人类具有根据他人或其他动物的行为预测对方意图的能力——它能够帮助我们预测其他人的想法及在将来要采取的行动。根据这种能力，我们甚至可以对无生命物体的运动趋势做预测，如以上这些彩色的图形。如果你将它们看成是一个连续的卡通连环画的话，那么你可以看出来绿色的三角形正在追逐粉色的圆点和紫色的三角形，并且在它的追逐之下，粉色的圆点和紫色的三角形躲进了矩形之中。

性格

你喜欢喧闹，还是喜欢安静？喜欢整洁的环境，还是周围总是一团糟？你的思维行动、与其他人交流的方法都塑造了一个不同于别人的你，使你具有了自己的性格。但你的性格来自哪里呢？——它是由你的基因及你所有的经历决定的。

你是哪种人？

我们对别人的性格都有所认识，但这种认识并不是完全正确的，因为我们总是根据自己的好恶标准来判断别人的思想是否正确。为了更加公平地判断一个人的性格，科学家以性格中不同的元素为基础，研究出了一系列评价方法。下面介绍一种性格评价方法。在每个箭头的中间列出了一个问题，在箭头的两端列出对这个问题的两个相反的答案，参照这些答案可以判断一个人的性格倾向。你可以参照第60页上的测试题，使用这个方法给自己做一次性格测试，或许你可以发现自己的另一面。

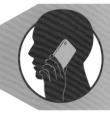 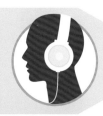

使你充满活力的是

与人交流和到户外活动。　　　　　　　　专心做一件事。

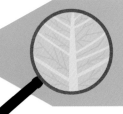 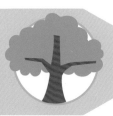

引起你注意的事物是

重要的细节。　　　　　　　　　　　　较大的图片。
真实存在的事物。　　　　　　　　　　你能想象到的事物。

 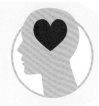

你作出决定的方式是

仔细思考与评估所有　　　　　　　　考虑其他人的感受。
重要的细节。

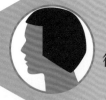 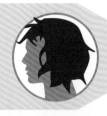

你对人生的态度是

循规蹈矩，周密计划。　　　　　　随心所欲，随遇而安。

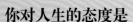

翻 到 下 一 页，

先天形成 还是后天培养？

你的性格是怎么形成的？你可能会把这个责任推给你的父母。经科学家研究表明，你的基因对你的性格有很大的影响。同卵双胞胎（共享相同的基因）即使被不同的家庭领养，处于不同的成长环境中，但他们却可以具有相似的性格。同样的，有血缘关系的兄弟姐妹与无血缘关系的被收养的兄弟姐妹相比，彼此之间的性格更相近一些。

但即使是同卵双胞胎，他们的性格也不是完全相同的，因此除基因之外肯定还有影响性格的因素——在很大程度上，这个因素就是你的经历（后天培养），例如你的家人、朋友、老师都会对你的性格产生或多或少的影响，甚至你常看的电视节目也会对你的性格发展有一定的影响。

基因通过简单的密码模式排列在 DNA 分子上

成长

如果你总是感到困惑，并且对自己的性格感到不满意，不用着急。随着我们的成长，我们会更好地了解自己及他人的性格。这些知识有助于你避免或能够成功地化解难于处理的情况，如出现分歧等。充分了解自己的性格对于为自己选择一个合适的职业来说是大有裨益的。

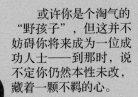

或许你是个淘气的"野孩子"，但这并不妨碍你将来成为一位成功人士——到那时，说不定你仍然本性未改，藏着一颗不羁的心。

多重人格

一个人可能有多种性格吗？一些精神病专家声称曾经发现过具有16种不同性格的病人，每一种性格轮流占据该病人的身体。当某一性格"值班"时，病人就会为自己取一个新名字，并且说话的腔调也会随之发生变化，而与处于"休息"状态的性格相关的一些记忆和经历在此时都会消失得无影无踪。但也并非所有专家都对此深信不疑。几乎所有"多重人格障碍"的病例都发生在北美洲——这里的电影及书籍都喜欢拿这个题目来炒作，这样的环境或许致使精神病专家们乐于作出如此诊断，或许还会致使病人或罪犯将自己伪装成精神病人。

测试，测试

对于性格的研究也掺入了一些十分不科学的方法。占星家使用星象来评估人的性格，而笔迹学家则认为笔迹可以透露出一个人的性格，但没有任何证据表明这两种学说的科学性。一些心理学家让人们盯着一堆墨迹看，并询问他们能从中看出什么，以此对被试者的性格作出分析。但这种测试也是没有科学依据的。

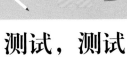

墨迹

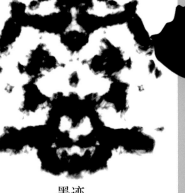

在小说《化身博士》中，海德是杰基尔博士心中罪恶邪念的化身（第二重性格）。

更深入地了解自己。

你的性格属于哪一种类型？

心理学家使用性格问卷来确定你属于哪一类型的人。问卷并不是告诉你，你可以或不可以做什么，它只是能显露出你的性格倾向。充分地了解自己的性格，有助于你理解为什么别人与你不同，以及他们如何与你不同。

这些问题可以指出你性格中的一些偏好。如果你发现自己认为"这两个选项我都喜欢"，那么要从中选择一个你最喜欢的。

1 当你从学校回到家中时，你第一件要做的事情是什么？
A)找一个人聊聊这一天的经历。
B)在自己的房间里一边看电视或听音乐，一边回想这一天中的经历。

2 在学校里学习时，你……
A)处于一个团队中，与同学们一起学习。
B)自己一个人学习。

3 当你接触一个新的棋类游戏时，你会……
A)在开始玩游戏之前阅读所有规则。
B)直接开始玩游戏，只在有必要时才阅读规则。

4 在你的头脑中想象一辆自行车的样子，然后将你所想的内容写在一张纸上。
A)你会列出一份自行车的特征清单，如颜色、尺寸、型号、是否有车灯，等等。
B)你会描述你去哪里取车，它如何带你去你想要去的地方，骑车的经历有多美好，等等。

5 当你的一个朋友遇到了麻烦时，你会……
A)帮他解决问题。
B)询问他的感受，向他表示同情，用手挽住他的肩膀，试图让他感觉好一些。

6 当一个朋友要你帮他检查他的家庭作业时，你会……
A)告诉他如何改进，使他得到好成绩。
B)告诉他你欣赏他的作业中的哪一点，以及他哪里做得好。

7 看看你的衣柜，它是什么样的？
A)摆放整齐——每一件东西都有它自己的位置，而且每一件东西都放在其所属的位置上。
B)有点乱。你知道每一件东西所放的位置，除你之外没有别人知道。

8 当你在做家庭作业时，你会……
A)先作出计划，然后按部就班地执行，直到作业完成。
B)直到不得不做时才开始写作业，这样才能将作业做好。

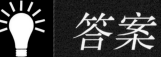

答案

如果你选择了两个A,那么你具有外向性的性格(E)。这说明你擅长与他人相处,并且喜欢尽可能多地与别人交往。

如果你选择了两个B,那么你具有内向性的性格(I)。这说明你有能力进行深入的思考及自我检讨——所以你或许会享受于自己的事业中。

性格外向的人易于交往,但也容易有挫折感,他们总是喜欢将自己的理念灌输给别人;性格内向的人希望能有更多的独处时间,而不愿意被打扰,如果他们被外向性格的人所打扰,他们可能会生气甚至发怒。

如果你选择了两个A,那么你是一个凭感觉做事情的人(S)。你喜欢将事情做得明确而清晰,并且喜欢记住所有细节与事实。

如果你选择了两个B,那么你是一个凭直觉做事情的人(N)。你喜欢以成功的事例为榜样,享受于自己的理想之中,而且擅长于幻想。

凭感觉做事的人可以记住大量的细节,这一点足以让凭直觉做事的人感到惊诧。在后者的脑海中总会出现一些令人惊奇的想法,因此这会让前者产生疑问"你这些想法是从哪里来的?"这两种人在工作上是绝佳的搭档,因为他们既可以注意细节,又可以发挥想象力,将信息应用到极致。

如果你选择了两个A,那么你是一个擅长思考的人(T)。这意味着你会使用逻辑思维来思考问题。

如果你选择了两个B,那么你是一个善于体谅别人的人(F)。这意味着你在作出决定时会考虑到别人的观点。

在其他人的眼里,擅长思考的人总是能提出有价值的问题,而善于体谅别人的人则是富有人情味儿的。如果在一个共同解决某一个问题的工作团队中同时具有这两种人,那么作出的决定肯定是既合情又合理的。

如果你选择了两个A,那么你是一个做事有条理的人(Z)。你做事喜欢事先计划,然后按部就班地执行计划。

如果你选择了两个B,那么你是一个善于适应环境的人(A)。你喜欢随意而为,并随事情的发展而决定自己的方向。

做事有条理的人遇到事时会尽快作出决定,喜欢制定计划,掌握所有有用的信息。善于适应环境的人通常会保持开放的心态,不会介意突然的改变,而且直到最后一刻才作出决定,他们随时将新的信息考虑在内。

职业选择

性格不同,所适合的工作也就不尽相同。当然,这并不意味着你必须根据自己的性格特点来选择自己的职业——只是说具有特定的性格特点可能会让你更擅长某种工作。在下表中列出了一些与特定性格相适应的工作,表格中左侧的字母代表着测试题中的结果。

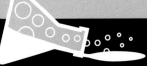

ISTA	警察、体育教练
ISFA	治疗师、舞蹈老师
INFA	小说家、翻译
INTA	大学教授、心理学家
ESTA	侦探、农场主
ESFA	护士、消防队员
ENFA	社会工作者、作家
ENTA	编辑、兽医
ESTZ	军官、经理
ESFZ	牙科医生、老师
ENFZ	顾问、演员
ENTZ	管理人员、咨询师
ISTZ	飞行机械师、财务分析员
ISFZ	室内设计师、语言治疗师
INFZ	博物馆管理员、建筑师
INTZ	药剂师、大学导师

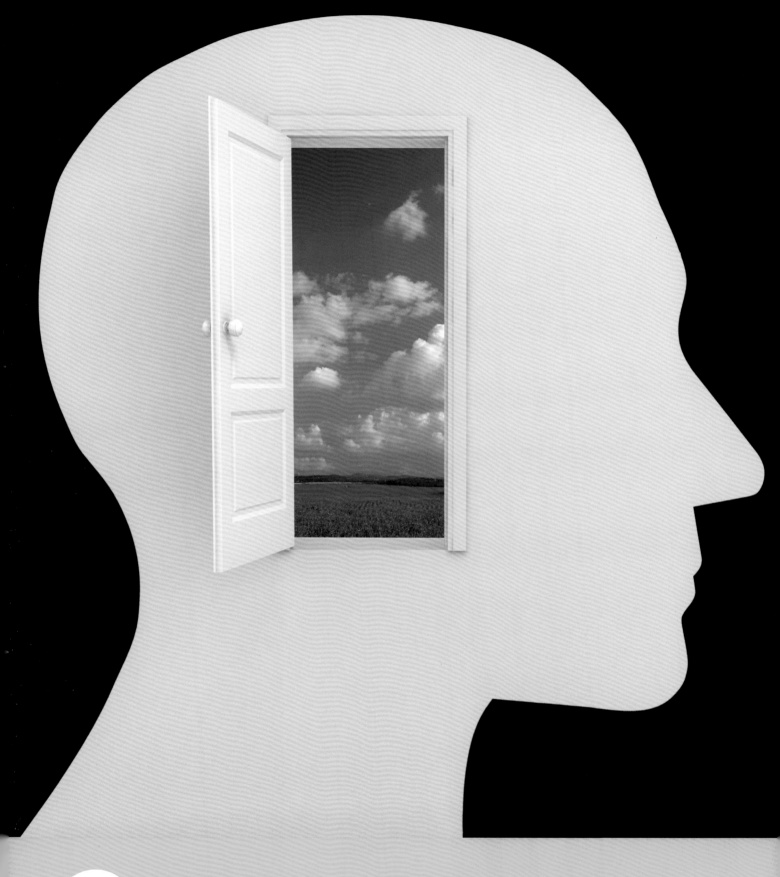

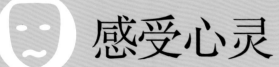 感受心灵

我们常认为大脑是一个**进行思考**的器官，但却忽略了它的另一个重要功能——产生情绪。无论是高兴、悲伤或烦躁，大脑都参与其中。情绪源自你的大脑深处，**它每时每刻**都在丰富着你的生活，影响着你的身体，即使在梦中，你也能感觉到自己**情绪**的变化。最敏感的情绪是人类的本能——驱使我们躲避危险，追逐我们想**得到**的东西。

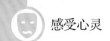

情　绪

情绪是一种强烈的感觉，如生气或高兴，它源自我们的内心深处。情绪不仅影响我们的大脑，而且对我们的身体及做事的方法也会产生影响。这是因为我们大多数基本情绪是与原始的生存本能相关的。

大脑边缘系统

我们的心情来自哪里呢？

情绪是由大脑边缘系统产生的，它是大脑皮质下一个深层组织群。边缘系统大部分工作处于意识层之下，它是一种促使我们躲避危险、逐利求安的本能活动。虽然不能说清楚每一次心情变化的成因，但是强烈的情绪变化会对人体的整个神经系统造成影响，并且也会使大脑的其他部分受到波及，使我们意识到它们的存在。情绪会对我们的思考产生巨大的影响，即使我们努力使自己恢复平静或尽量使任何一个决定都富有理性，但仍逃脱不掉情绪的干扰。

人们通过6种面部表情来表达自己的情绪，而且在全世界范围内，这些面部表情是表达个人心情的通用语言。这说明情绪已被固化到我们的神经回路中，并且受到基因的影响。情绪会自然地发生，虽然我们不能阻止情绪的来临，但我们可以试着控制它，随着年龄的增长，我们也会学会隐藏自己的情绪。

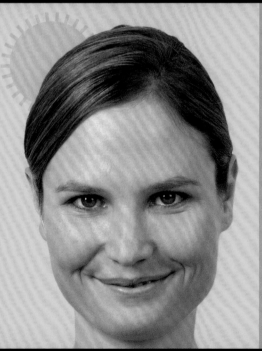

喜悦

通过观察眼角的皱纹，你可以分辨出真实的喜悦和虚假的喜悦。笑容会影响整张脸，并会使脸颊隆起。

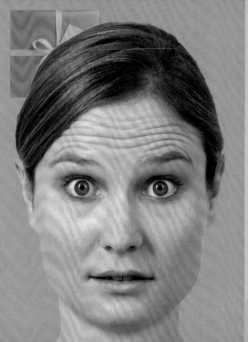

吃惊

人处于惊讶时会睁大双眼，扬起眉毛，前额上出现皱纹。你的下颌会向下伸展——俗话说"目瞪口呆"就是如此吧。

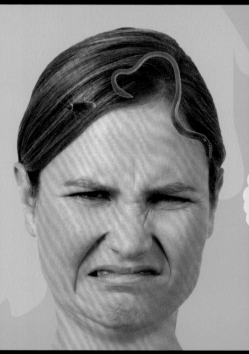

厌恶

厌恶的表情有几个构成要素：皱起的鼻子、绷紧的鼻孔、向两侧伸展的嘴唇、眯起的眼睛。

心情

情绪通常是短暂的，随着身体及大脑恢复到正常状态，情绪会慢慢退去。但如果情绪维持几个小时甚至是几天的时间，那么我们就将其称为心情。与情绪相比，心情的范围更广，界线更模糊：你可能处于好心情或坏心情中，但不会处于"惊讶的心情"或"厌恶的心情"中。如果一个糟糕的心情连续持续几周或几个月的时间，那么它可能是精神疾病的征兆，如抑郁症。

复杂的情绪

除了下面所说的6种情绪外，人类还有很多更为复杂的情绪，如怀疑、尴尬、失望、内疚、骄傲、羡慕、爱。这些情绪中的大多数都与人类社会的复杂性有着千丝万缕的联系，而且它们能够帮助我们凭直觉来判断哪些人是可以依赖的，哪些人是我们应当远离的。

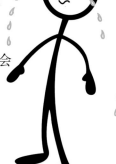

哭泣

哭泣是一种表示哀伤或寻求援助的方法。心理学家还没有搞明白为什么人类会具有哭泣的能力，而且就我们所知，人类是唯一具有哭泣能力的生物。哭泣的一种可能的原因是眼泪是一个忠实的信号——如果没有内心的痛苦是不会落泪的。

你能猜出身边的人情绪如何吗？

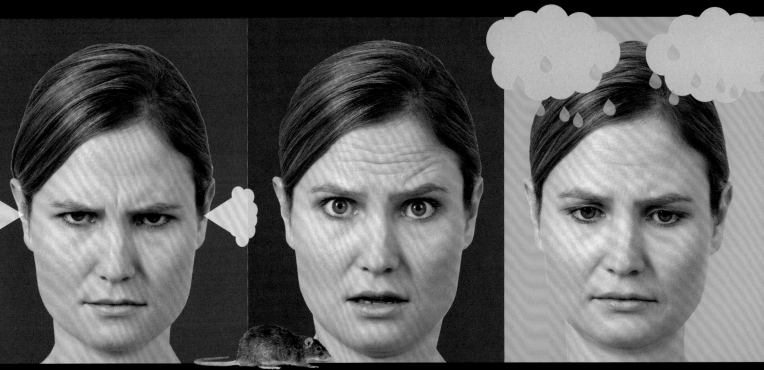

愤怒

如果你怒目圆睁、紧皱眉头、嘴唇绷紧、牙关紧咬，那你肯定正处于愤怒之中。

恐惧

大张的嘴巴和扬起的眉毛一同出现时，这是一种表示惊讶的表情，但如果再加上放大的瞳孔、布满皱纹的额头和向上翘起的上唇，那就是一副表示恐惧的表情了。

悲伤

当一个人感到悲伤时，他的瞳孔会不由自主地缩小。当你看到一个悲伤的人时，你的瞳孔也会受到影响，随之变小。

青少年时期对于大脑来说是一个**充满生机**的阶段，在这个阶段中，大脑缓慢但持久地发育着，从一个神经连接网络的"半成品"慢慢发展成为一个高效的信息处理网络。

青少年

"修剪"混乱的大脑

在儿童阶段的早期，由于神经网络中的神经元不断地连接到一起，所以在大脑灰质中形成了数以百万计的回路。而在儿童阶段的后期及青少年阶段中，由于不再使用的或不再需要的神经连接逐渐被"修剪"掉，所以脑灰质慢慢变薄了。

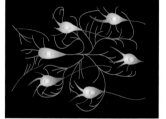

第一阶段：突触生长

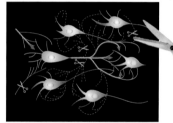

第二阶段："修剪"

使用或丢弃

在科学家所说的"使用或丢弃"的关键阶段中，青少年的活动，如体育运动或看电视，都会使特定的神经连接得以增强，同时，那些在童年时期产生的、没有用过的神经连接则被切断。经过一段时间的发育后，大脑中的灰质逐渐减少，白质逐渐增加，保存下来的神经连接则形成了一个高速的神经连接网络。

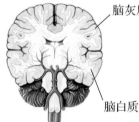

脑灰质

脑白质

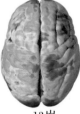

13岁

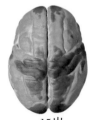

15岁

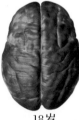

18岁

红色区域代表脑灰质多的区域，蓝色和紫色代表脑灰质少的区域。

喜怒无常

青少年的情绪变化较大，而且具有鲁莽或好斗的冲动。人们常将其归责为激素分泌过多，其实大脑正处于发育过程中才是这种现象的根本原因。大脑各部分的发育速度不同，负责情绪的部分最先成熟，而负责理智思考的区域却是最后成熟的，所以也就不难解释为什么青少年常会有冲动鲁莽的行为了。

的大脑

晚睡晚起

青少年总是喜欢睡懒觉。青少年不仅比成年人需要多两个小时的睡眠来使大脑得到休息，而且青少年大脑的活动规律也明显不同于成年人——晚上不睡，早上不起，这是年轻的标志。

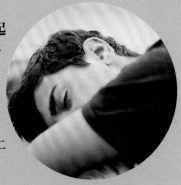

● 前额皮质

大脑中的这部分区域负责计划、决策和控制情绪等行为。它是大脑中最后成熟的部分，在青少年时期，由于神经连接的优胜劣汰过程，前额皮质内部会进行重组。

● 胼胝体

胼胝体是连接左右两侧大脑半球的神经纤维束。在人的青少年时期，胼胝体开始变厚，它被认为与人的创造性思维相关。

● 基底核

这片区域包括大脑的"奖赏通路"（参见 68 页）。它具有与情感相关的高级认知功能。

● 杏仁核

它是大脑中的情绪中枢，与原始感觉相关，如恐惧和愤怒。它是大脑中使青少年易于产生冲动情绪的一片区域。

● 小脑

小脑负责协调身体运动，以及思考和学习。

叛逆的年纪

14岁是最危险的年纪。到14岁时，基底核已经发育成熟，它会让你在进行危险的行为时得到兴奋的刺激，但前额皮质（大脑中负责做出决策的部分）仍然处于发育过程中，所以这个年纪的人缺少自我控制能力，容易做出一些不理智的行为。

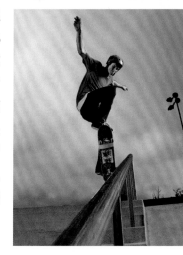

迟钝的大脑

当人处于青少年时期，腿与手臂生长迅速，以至于小脑需要重新学习如何协调地控制身体。科学家还认为，未发育完全的大脑会导致青少年的思维反应迟钝，这会造成他们经常言语不清，并且记忆力表现不佳。

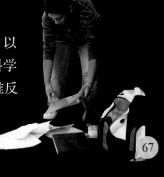

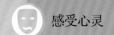
大脑的奖赏系统

大脑深处是一个特殊的神经元网络，这是一个可以产生愉悦感的系统，即大脑的**奖赏系统**。它会因为那些使我们感到满意的行为而产生喜洋洋的**愉快感**。

快感的成因

奖赏系统最重要的目标是帮助我们的生存与繁衍。当我们的一些基本欲望，如吃饭、喝水、繁衍后代等得以满足时，我们就会产生一种欣喜的快感。这就促使我们不断地重复做这些事情，强化这些行为。促使产生快感的原因是我们的体内存在着一种称为多巴胺的化学物质——它是一种神经递质——可以跨过两个神经元之间的间隙（突触）来传递信号。

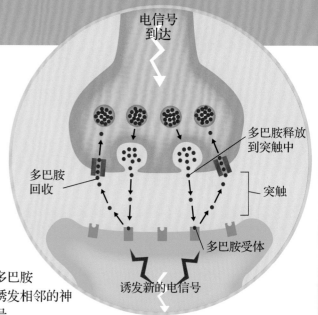

多巴胺作用

电信号到达

多巴胺释放到突触中

突触

多巴胺受体

多巴胺回收

诱发新的电信号

一个神经元将多巴胺释放到突触中，并诱发相邻的神经元产生一个电信号。

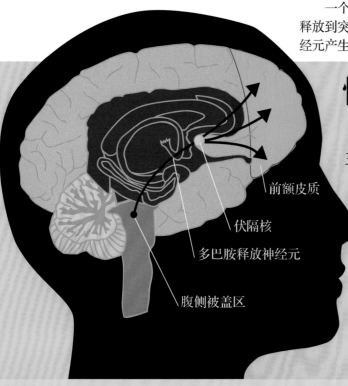

前额皮质

伏隔核

多巴胺释放神经元

腹侧被盖区

快感的传递路径

多巴胺分泌神经元分布在大脑内部的几个主要通道上，左图显示了其中一条通道。这条通道起源于大脑深层的腹侧被盖区，在那里这些神经元的细胞体簇拥在一起。神经元的轴突（纤维）穿越大脑，扩展到前额皮质，它将多巴胺传递到大脑中的更高层位置上，产生使我们感到快感的信号波。

成长的烦恼 与年轻人相比，年龄大的人遇到事情时则要淡定很多。科学家发现，当遇到令人兴奋的新事物时，年龄大的人体内产生的多巴胺相对较少——这就是为什么他们很少显得欣喜若狂的原因。

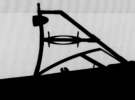

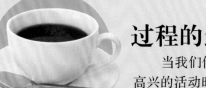

当我按下这个按钮时，我就忘记了所有的烦恼……

多巴胺成瘾

在20世纪50年代，科学家在对大脑的奖赏系统进行研究时，将一根电极植入一只活老鼠的大脑中，当老鼠按下开关按钮时，它大脑内部的多巴胺通道就被打开。老鼠很快就对按按钮上瘾了，以至于不吃不喝，持续不断地按住按钮不放，最后这只老鼠因多日未进食而被饿死。这项研究表明，奖赏系统能强化行为，并导致**上瘾**。

过程的迷恋

当我们偶然参与了一个让人高兴的活动时，大脑就会释放出多巴胺，而且这个让你感到愉快的参与过程可能使你上瘾。对咖啡因上瘾会导致你对咖啡的制作过程格外挑剔，从研磨咖啡豆到煮咖啡，每一个步骤都要求精益求精。即使没有喝到咖啡，制作咖啡的过程也会促使你的大脑分泌出多巴胺。

刺激大脑奖赏系统的化学物质

多巴胺不是唯一一种使我们产生快感的神经传递素。很多其他神经传递素也都可以使我们产生兴奋、快乐的感觉。

多巴胺的作用
- 产生愉快感
- 使人兴奋
- 产生疼痛感
- 恶心

血清素的作用
- 产生幸福感
- 产生困倦感
- 抑制食欲

内啡肽的作用
- 缓解疼痛
- 松弛身心

去甲肾上腺素的作用
- 提高人体机敏性
- 使人兴奋
- 使人烦躁

后叶催产素
- 产生爱的感觉

积重难返

违禁药物容易使人上瘾的原因之一是它们侵入了多巴胺通道中，其方法类似于在小白鼠的大脑中插入了一根电极。违禁药物的长期重复侵入，会引起多巴胺分泌功能下降，而这反过来又促使使用违禁药物者加大用药量。另一种类似的情况发生在"垃圾食品"爱好者身上。科学家已经发现，在老鼠无节制地食用了大量的高热食品后，它就会对这些食品上瘾，并且由于老鼠大脑中分泌多巴胺的功能减弱，所以老鼠变得越来越贪婪，不断地进食更多的食物来使自己获得快感。人类的肥胖也可能是相同的原因造成的。

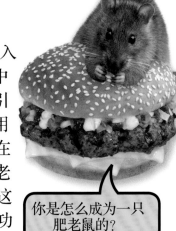

你是怎么成为一只肥老鼠的？

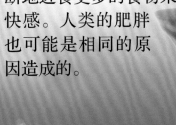

缺少受体蛋白！

喜欢寻求刺激的人总是一有时间就去做一些危险的事情，比如身背降落伞从山崖上跳下去。有理论认为，这些人的多巴胺神经元的工作方式与常人不同。在大多数人中，突触中的多巴胺数量是由多巴胺神经元表面的一种叫作受体蛋白的特殊蛋白质决定的。这种受体蛋白就像是奖赏系统的一个阀门一样，可以减少多巴胺的释放数量。在一些冒险者体内，受体蛋白的数量偏少，结果造成了多巴胺数量较多，这就是导致他们喜欢冒险的缘故。

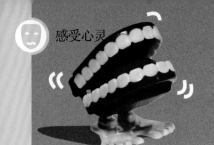

你在笑

你能听得出来身边朋友的笑声，但你能听懂处于世界另一端的遥远部落中的笑声吗？实际上是**可以的**。与语言不同，笑是世界范围内一种通用的沟通方式。它是**每个人都拥有的**基础本能。笑容使你的表情更加丰富，增加流向大脑的血液量，释放出具有止痛作用的内啡肽，促使你的身体**感觉到愉悦**。

笑是一种通过基因的方式被固化到我们大脑中的一种**本能**，为什么人类进化出了笑呢？一个原因是，与独处于世的人相比，处于一个社会环境中的人产生笑的次数要多出30多倍。笑是一种沟通方式——通过笑容，我们可以向社会群体中的其他成员发出十分积极的信号。

动物的笑

会笑的不仅是人类。少数群居动物——包括黑猩猩、大猩猩及狗等——当它们准备进行争斗时，都会发出类似于笑声的喘息声。但与人类不同，动物在笑的时候还在呼吸，而人类在笑的时候呼吸则是暂停的。

世界上最有趣的笑话

英国心理学家理查兹·怀斯曼在世界范围内收集了4万个笑话，并对它们的流行程度进行调查之后，他认为世界上最有趣的笑话是：

是什么让我笑起来？

听到有趣的笑话时我们都会发笑，但有时候糟糕的笑话也会有相同的效果。究竟是什么让我们觉得有趣呢？心理学家一直试图剖析我们的幽默感，并找出其形成的原因。这里有几条他们找出的关于人类发笑的原因……

理论1：乖讹论（不协调性）

我对体操教练说："你能教我劈叉吗？"他问道："你的灵活性怎么样？"我回答说："我周二没时间"。

大多数笑话会将一些互无关系的因素拼在一起。典型的笑话通常会创造一个看上去正常的场景，但一番铺垫之后，在笑话的结尾总是带来一个出人意料的结果，并使听众哈哈大笑。

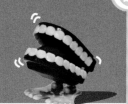

什么？

笑与团结

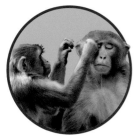

笑声是加强群体团结的一个信号。大多数灵长类动物通过互相梳理毛发来增进友谊，但人类不同——我们使用交谈与笑声来促进感情。研究表明，群体中的大多数较为强势的人常会使用幽默感，将此作为一种培养忠诚感的方法。在复杂的社会环境中，笑声可以缓解紧张的气氛，打破尴尬的沉默。

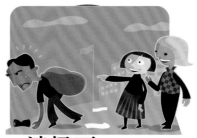

消极面

笑也有阴暗的一面。虽然它通常是表达一种快乐的情绪，但它有时也会被用于表达一种挑衅的意思。私下聊关于某一个人的笑话是一种消遣，而在公众面前说某人的笑话，那对于被取笑的人来说可能是一种挑衅或诋毁。还有更为消极的方面——但幸亏这种机会不是很多——不适当的笑话对于有心脏病的人来说可是致命的。

你怕痒吗？

试着胳肢一下自己，看看自己会笑吗？——不会的。只有别人胳肢你时，你才会笑出来。这是因为胳肢与笑话相同，是一种社会沟通方式。一些科学家认为，胳肢是从打闹进化而来的，很多哺乳动物都会做这个动作。

他笑到了最后！

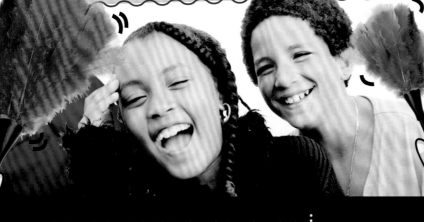

两名猎手走在一片树林中时，其中一个人突然虚脱了，他目光呆滞，倒在地上晕了过去，看上去已经没有了呼吸。另一个人立即掏出手机打急救电话。"我想我的朋友死了！"他哭喊道，"我该怎么办？"接线员回答说，"请你冷静下来，我可以帮你。按我说的做，首先，我们要确信他确实已经死了。"一片沉默之后，接线员听到了一声沉闷的枪声，接着电话里传来了那个人的声音："好了，接下来做什么？"

理论2：优越感论

一名妇女拎着一只鸭子走进了一家咖啡店。她坐了下来，并将鸭子放在身边的一把椅子上。服务员走了过来并说道："嗨！这是我见到过的长得最丑的猪。"那妇女说，"这是一只鸭子，不是猪。"服务员回答道："我刚才是在跟鸭子说话。"

很多笑话是通过使某人表现得傻里傻气来使听众发笑的。心理学家认为我们之所以喜欢听这样的笑话，是因为它的结果使我们产生一种心理上的优越感，让人开心地笑了起来。

理论3：慰藉论

你正在看一部恐怖电影：一个女孩在深夜独自待在自己的房间内，她正悠闲地梳理着头发。影片中的场景很安静，所以任何一点声音你都可以听得很清楚——包括她身后传来的微弱且缓慢的脚步声。一只手出现在屏幕上，伸向了女孩，抓住她的肩膀，她尖叫了起来——是她的母亲！根据慰藉理论，当意识到令人紧张的时刻已经过去，而且其实并没有真实的危险存在时，我们会舒缓地一笑。

嘘——

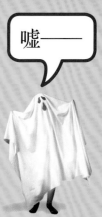

幸福在

用钱可以买来幸福吗?

这个问题取决于我们相信谁的研究是正确的。经济学家认为,如果一个人的收入提高了,那么他的生活标准就会相应得到提高,他因此也会体会到幸福感。但一些研究也表明,在美国,财富并不能带来长期的幸福感。一些心理学家认为,虽然与拥有更多的朋友,或与以前的贫寒相比,有了更多的钱会让你产生更多的幸福感,但这种幸福感却难以维持很长的时间。

哪个国家的人民感觉最幸福?

一名心理学家对全球范围内的数千人进行了一项调查,并制作出一幅"幸福世界地图"。他的研究表明,富裕国家的人民感觉更幸福,但幸福感与健康的关系要比与金钱的关系更为密切,好的教育与财富是同等重要的。根据联合国《全球幸福指数报告》,首次被评为世界上最幸福的国家是丹麦。

幸福感对于我们来说,**就像是日出**一样的重要。但幸福感究竟是怎样产生的,至今还是一个未解之谜。因为基因的原因,我们**天生**具有幸福感吗?**幸福感**受周围的环境影响吗?我们**是否**可以让自己产生幸福感?

幸福的科学

心理学家的一项研究表明,人们幸福感中的50%可以被认为是由基因决定的。因此天生就具有幸福感对于一个人来说是极其幸运的。幸福感中的10%是由我们难以控制的环境因素造成的,如我们的年龄、居住地点、与谁共住一个房间、天气等。余下的40%的幸福感则是我们通过日常生活中作出的各种决定可以控制的,比如如何安排空闲时间,如何与他人相处等。

我们是如何确定基因对幸福感有很大影响的?对在出生那一刻起就被分开收养的同卵双胞胎的研究发现,虽然他们的生活环境有着巨大的差异,但他们却有着程度相近的幸福感。

50% 幸福受基因的影响

幸福的 10 个秘密

美国心理学家及幸福问题研究专家大卫·迈尔斯教授认为有10种简单的方法可以提升你的幸福感:

1 意识到金钱并不能带来持久的幸福感。

2 控制你的时间。

3 用行动带动情感。

4 参与那些让你产生"心流"状态的活动。

哪里 ？ :—)

天生悲观？

如果一个人由于基因的原因决定了他天生就具有幸福感或悲观感，那么这意味着他一辈子都是如此吗？并非如此。基因并不能决定我们的人生观，它只是会产生一些较轻微的影响。从另一个方面讲，如果我们天生脾气不好，这并不一定意味着你就是一个坏脾气的人，只是说你有可能成为一个脾气不好的人。这是一个值得庆祝的好消息！

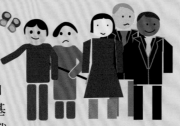

10% 受周围环境的影响

40% 是我们可以影响的

回顾高兴的事情

英国心理学家理查德·怀斯曼作了一项研究，看看是不是通过一些简单的步骤就可以提升我们的幸福感。他将26000人随机分成5组，要求每组成员每天完成一个特定的任务。这些任务分别是：微笑、对生活中一些好的事情表达感谢之情、做一件善事、回顾以前一件令人高兴的事情、回顾以前的一件事情（对照组）。其中"回顾以前一件令人高兴的事情"这一任务对于提升人的幸福感最为有效。与对照组相比，被要求每天做一件善事的组员的幸福感要低一些。

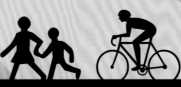

问与答

"心流"

当我们被一项所喜爱的活动吸引时，无论是弹吉他、冲浪，还是解数学题，我们对其他的事情都会失去兴趣。这是一种奇妙的状态——匈牙利心理学家米哈伊·森特米哈伊将其称为"the flow"（心流）——一种挑战难度与技巧水平恰好相当的状态。

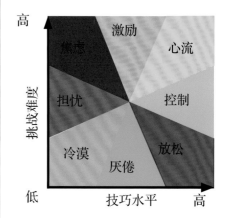

中年人幸福感最低？

研究表明，年轻人及老年人是最幸福的，而中年则是人生中幸福感贫乏的一段时间。这可能与中年人在工作与家庭中要承担较大的压力有关。也有可能是在经历一段时期的职业生涯之后，对目前的工作感到厌倦造成的。无论如何，在中年时期，人生的幸福感最低是一个不争的事实。

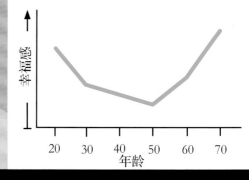

5 参加体育锻炼。这可以促使大脑释放出舒缓身心的化学物质。

6 保证充足的睡眠。缺觉会使你抑郁且烦躁。

7 保持与朋友之间的良好关系。

8 帮助他人，公而忘私。

9 记住那些让你高兴的事情。

10 拥有一种信仰。有信仰的人更快乐。

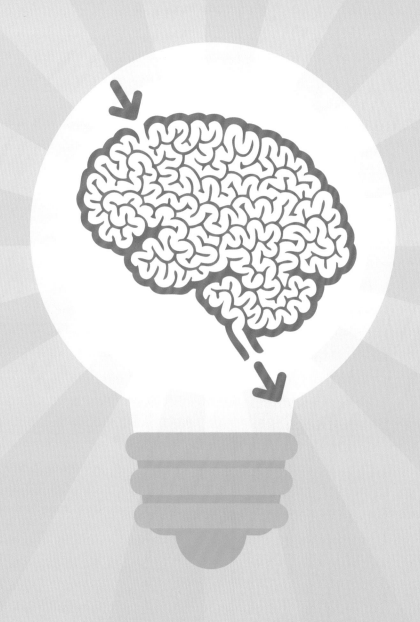

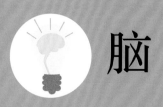 脑　力

人类的大脑堪称是一个**奇迹**。到目前为止，没有**任何**一台电**脑**的能力可以与人类的大脑相提并论，任何其他动物的大脑与人类的大脑相比也都是相形见绌。人类的大脑充满了创造力，从使用我们称为语言的有规律的声音来表达与**传授我们的思想**，到谱写出忧婉的乐曲诉说心中的悲伤，再到**发明**宇宙飞船去探索太空中的奥秘……无论你是否意识到这种创造力的存在，它都无时无刻不在影响着你的生活。你要做的事情就是学会掌握和***运用***它。

语言能力

人类的大脑是独特的：它的左半球专门负责**语言功能——这是人类所独有的能力。**

咕，咕，啊布，啊布，嗯吧！

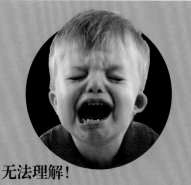

无法理解！

语言能力涉及大脑中的若干个分区。韦尼克区用于理解语言的含意。它使你可以与他人用语言交流。另外，在说话时你还会用到布洛卡区，它控制着你的发音顺序，使你发出的声音形成清晰的语言。在婴儿能说话之前，他们先试着学习如何理解别人说的话，当他们不能表达自己的思想时，他们会有强烈的挫败感。

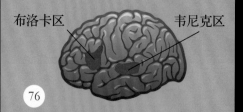

布洛卡区　　　　　韦尼克区

牙牙学语

在婴儿出生之前，他们就可以对外界的声音作出反应，当婴儿降生之后就可以从周围众多的声音中辨别出母亲的声音。当婴儿5个月大的时候，就开始有意地使用一些音素（构成语言的声音基本单位）来表达他们的思想了。在这个阶段中，全世界范围内的婴儿所发出的声音是基本相似的。当婴儿达到1周岁之后，婴儿大脑中负责声音的区域变窄，余下的容量只够他们学习母语所用了。

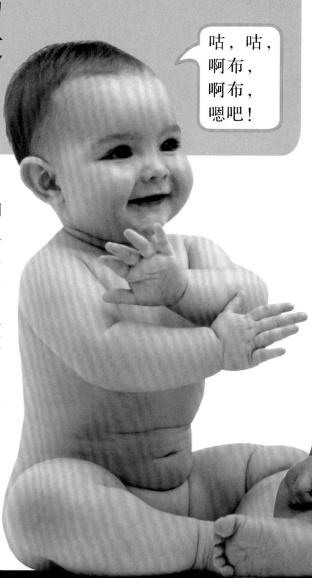

传递信息

交谈是最常用的沟通方式，但除此之外还可以使用一些其他的方法来清晰地表达你的思想。

阅读写在纸上或显示在**屏幕**上的文字是一种常用的学习方法。

面部表情及**身体语言**可以表现出一个人的真实思想。

通用语法

美国语言学家诺姆·乔姆斯基提出了"通用语法"的理论。他发现任何一个地方的婴儿都会掌握所处环境下的语言的复杂规则。因此，他认为人类的基因中具有某种语言规范。

与成年人相比，儿童学习第二种语言更容易。学习语言的黄金时期为13~20岁。如果错过了黄金时期再学习外语，虽然可以说得很流利，但可能会带有母语中的口音。

在双语环境中长大的孩子可以更轻松地掌握两种语言。而且如果他们将来学习第三种语言也会很容易。

他讲的是地球上的哪一种语言？

你会讲几种语言？

大脑扫描表明：在双语环境下成长的儿童使用大脑中的同一个部分来理解和使用两种语言。而长大后才学习第二种语言的人，常使用大脑中的不同部分来处理不同的语言。

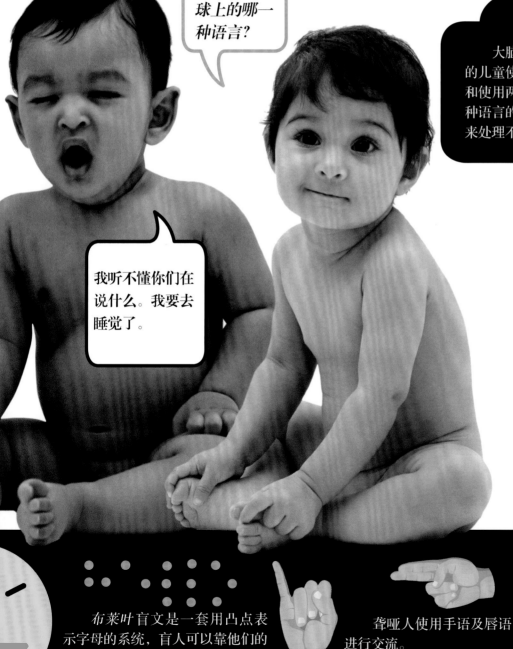

我听不懂你们在说什么。我要去睡觉了。

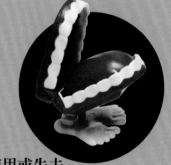

使用或失去

如果大脑中的某一个部分不被使用，那么该区域的功能可能会永远地丧失掉。20世纪60年代，一个名叫吉妮的美国女孩被狠心的父母关在屋内不许出来，她因此而失去了语言能力。吉妮长到13岁时才被解救出来，但她已经无法用语言与其他人交流了。她可以听懂并学习单个的单词，但却不能说出一句完整的话。吉妮在语言方面的困难远不止是刚开始学习时遇到的那些，一些科学家认为她的大脑中负责语言功能的区域已经退化且丧失功能了，因此她无法再深入地学习和使用语言了。

布莱叶盲文是一套用凸点表示字母的系统，盲人可以靠他们的手指触摸来"阅读"这些文字。

聋哑人使用手语及唇语进行交流。

脑力

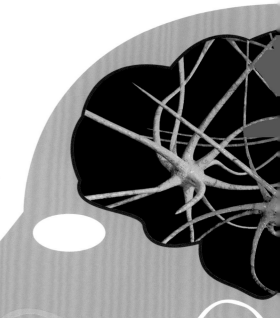

如何*记忆*？

记忆"记录"着我们所了解的和已经做过的事情，无论我们是否会回顾这些事情。记忆具有**高度的组织结构**：短期的记忆存储着我们所看到的、听到的或思考过的事情，长期记忆保存着我们永远不会忘的事情。

短期记忆

短期记忆很快会被忘记，因此它们不会扰乱我们的大脑。有一种短期记忆称为"工作记忆"，大脑将来自身体的感觉信息存储在此，存储的时间根据我们的需要而定。例如，一个电话号码以一种假想的声音的方式暂存于工作记忆中。为了将电话写在笔记本上，我们在脑子里不断地重复那个假想的声音。一旦我们拨打这个号码之后，记忆就开始消退。

很少有人能记得

魔法数字

人的长期记忆容量很大，但用于短期记忆的容量很少。大多数人在使用短期记忆时只能简单地记住一条信息中的大约7个"部分"，例如，一个超过7位数的电话号码是不容易被想起来的。有一种可以更有效地利用短期记忆的方法，比如将"181211"（6个数字）记为"18、12、11"（3个数字）。

话到嘴边

有时候我们突然想不起一个词来，虽然关于这个词的记忆就存在于我们的脑海中，话到嘴边却说不出来了。对于这种现象的一种解释认为，这是由于这个词及关于这个词的记忆之间的连接受到破坏或发生了阻塞造成的，就像是城市中的道路塞车一样。但经过一些小小的努力，我们总是会找到另一条迂回的路线将词与记忆之间的连接重新建立起来，并将要说的话组织好。

嗅觉引起回忆

你是否曾经有过因为闻到了某种气味而突然想起一段似乎已经被你遗忘的经历？嗅觉可以激活你的记忆力。这是因为大脑中用于处理嗅觉的部分距离大脑海马区和杏仁核很近。大脑海马区是通往长期记忆的一扇门，杏仁核用于控制情绪，所以嗅觉可以使我们回想起往事的同时，也同时回想起与该段往事相关的心情。

长期记忆

长期记忆用于记忆人、事、物，它可以保持一生的时间。长期记忆独立于短期记忆之外，它是科学家在对各种类型的失忆症的研究中发现的。一些患有失忆症的人可以记起很久之前的事情，却记不住刚发生不久的事情，而另一些人则正好相反。

记忆之门

你看到的、听到的、学到的事物都会先存于短期记忆中，然后再逐渐通过被称为记忆之门的大脑海马区进入长期记忆中。通过对著名病例亨利·莫拉森（也称为"H.M."）的研究，我们对这个记忆过程有了深入的了解。莫拉森患有严重的癫痫，他因此接受了大脑手术并将大脑海马区的一大部分切除掉。手术之后，他的短期记忆没有受到影响（他甚至还可以玩填字游戏），他的长期记忆也完好无损（他还能再回想起童年时的事情），但是他存储于短期记忆中的信息无法再传输到长期记忆中，因此，莫拉森无法再记住新认识的人及刚发生的事，哪怕一天中这些人或事在他面前出现多次，对他来说都恍若初见。

记忆的构成

记忆就像是一个连接大脑细胞的蜘蛛网，它遍布整个大脑之中。当你经历某件事情时，一些大脑细胞同时激活并在彼此之间形成连接。当你回忆这些经历时，那些相同的大脑细胞再次激活，你会回想起你第一次存储相关记忆时的感觉。

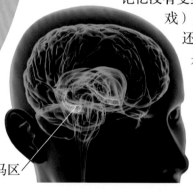

大脑海马区

3 岁 之 前 的 事 情

似曾相识与识旧如新

情绪与记忆是相关联的，当你回忆起某件事情时，你会觉得它很熟悉。如果你对某件事情感觉很熟悉，但你却回想不出来关于它的任何记忆，你会有一种"似曾相识"的感觉。只有当大脑给我们一个熟悉的感觉，却没有给出相关的记忆时，才会出现这种现象。"识旧如新"现象与之相反，它是指你记得某件事情，却并不感到熟悉。如果你以很快的速度读一个词30次，这个词反而会让你觉得陌生，这就是"识旧如新"现象。

可怕的记忆

有过恐怖经历（如战争）的人在若干年之后会突然想起那些可怕的事情，这种现象称为创伤后应激障碍(PTSD)。大脑通过阻塞恐怖的记忆来保护我们。但一个突然的意外情况（如听到汽车发动的声音）可以使人们想起曾经的惨痛经历（如战争中的枪声）及与之相关的感受。

你能改变大脑吗？

我们的大脑在不断的使用中会得到发展与完善。科学家对出租车司机的大脑海马区进行了研究，并且发现其大脑中的部分区域明显增大。这说明随着信息在短期记忆与长期记忆之间来回传输，大脑海马区帮我们绘制出线路图，找出目标地点的位置，而这正是出租车司机天天要做的事情。

超级记忆

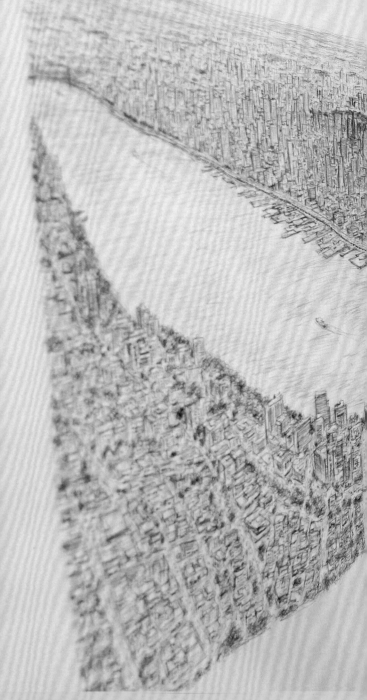

人们常抱怨说他们的记忆力就像筛子一样，什么事情都记不住，这也未免有些言过其实了。如果你活到80岁的话，那么在你的一生中就会有29000多天，每一天的经历都是不同的，但是你能清晰地记住它们中的大多数。大部分人都有超强的记忆能力——而且其中一些人的记忆能力超乎寻常。

记忆冠军

2006年，日本人原口证创造了一项非官方的世界纪录，他准确地将圆周率π（一个以3.141开始的无限不循环小数）背诵到了小数点后的100000位。同年，年仅11岁的印度男孩尼斯克尔·那雷安那木（右图）因为在12分钟内记住了225个随机出现的物体而在吉尼斯世界纪录中获得一席之地。随后，他又创造了在1分钟内记住132个随机数字的世界纪录。

记忆技巧

记忆天才们在随机出现的信息之间创建出某种关联关系，并按这种关系以正确的顺序再将这些信息回忆出来。"记忆术"使用一些有韵律的词句将一些枯燥的事情联系在一起，比如拼写，使这些事情容易被人们记住。例如，你可以记住下面这句话中每一个单词的第一个字母，你就可以拼写出"mnemonic"这个词：

Monkey Nut Eating Means Old Nutshells In Carpet（吃花生总会将壳落在地毯上。）

另一种记忆方法是将对象与地点联系在一起。将要被记住的对象与你所熟悉的一条**路**上的某些位置联系起来，当你回忆它们时，只需要使自己的思路沿着那条路一直走下去，你就可以回忆出所有对象。

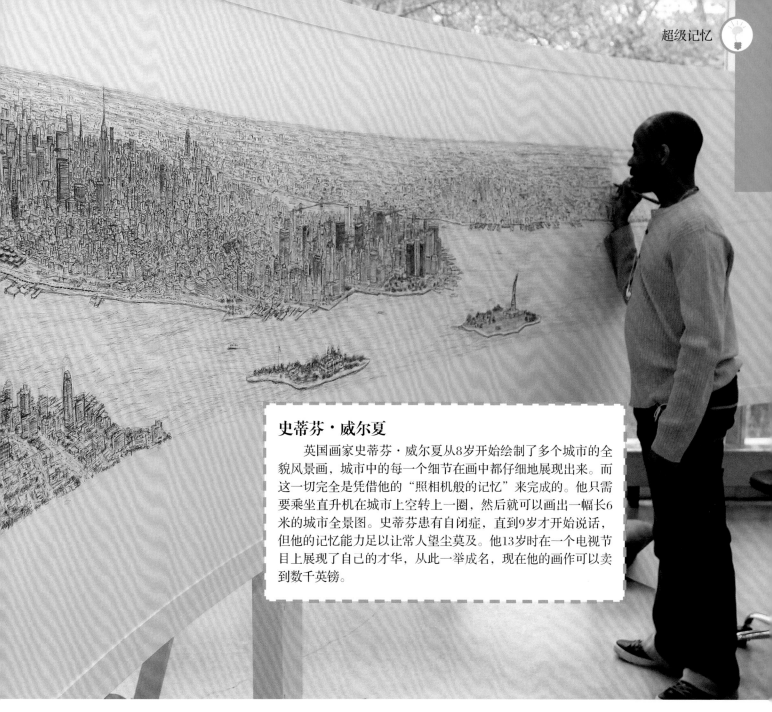

史蒂芬·威尔夏

英国画家史蒂芬·威尔夏从8岁开始绘制了多个城市的全貌风景画，城市中的每一个细节在画中都仔细地展现出来。而这一切完全是凭借他的"照相机般的记忆"来完成的。他只需要乘坐直升机在城市上空转上一圈，然后就可以画出一幅长6米的城市全景图。史蒂芬患有自闭症，直到9岁才开始说话，但他的记忆能力足以让常人望尘莫及。他13岁时在一个电视节目上展现了自己的才华，从此一举成名，现在他的画作可以卖到数千英镑。

发掘自己的超级记忆

每次考试前你是否总会为自己记不住必要的知识点而着急？现在你不用为此而痛苦了。有一种好方法可以大幅提升你的记忆力，使你能够轻松地通过考试。研究表明，当你学习新的知识时，在学习当日就会忘掉超过一半的内容，但如果一个星期或更长一点时间之后，用几分钟的时间来回顾一下新学的知识，你则可以记忆它们中的绝大部分。如果你习惯于每周都对以前学过的知识进行温习的话，你的大脑会将这些知识存入长期记忆中，不但会让你轻松通过考试，而且还会使你终身受益。这种记忆方法应用范围广泛，从背法语单词到植物学知识，屡试不爽。

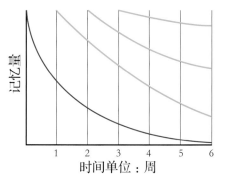

绿线：每周复习后的记忆量

红线：不进行复习的记忆量

时间单位：周

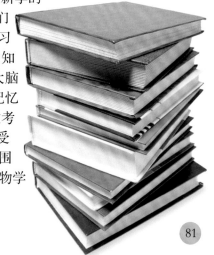

测试你的 记忆力

这些小游戏可以用来测试你对数字、文字、视觉信息的短时记忆能力。哪些你记得最好呢？

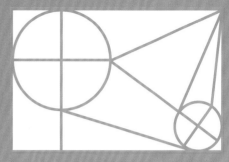

艺术家的眼光

第一步：测试你对视觉细节的记忆力。看上面这幅图两分钟的时间，然后将书合上，试着根据自己的记忆再将这幅图画出来。画完之后，将两幅图中相符的地方标出来。

视觉记忆

你对图像的记忆能力怎么样？看这12张图片持续半分钟的时间，然后合上书，稍等一分钟，根据你的记忆写出尽可能多的图片的内容。你做得怎么样？

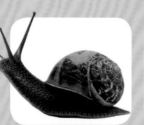
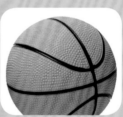
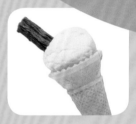
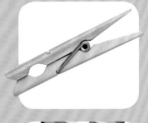
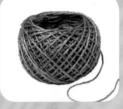
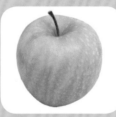
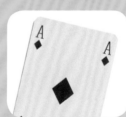
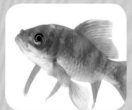
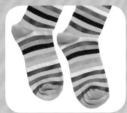
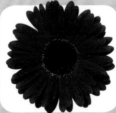
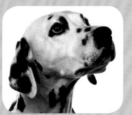
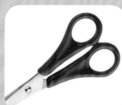

如果写出一串……文字记忆力的强弱与你的记忆力的强弱，那说明你以上的内容，说明你9个以上的内容，说明其……

我们以声音的方式在大脑中

数字最难记

数字比文字及图像更为难记。用15秒钟的时间看一下右侧的文字，然后合上书，等一分钟，看看凭着记忆你能写出几个数字来……

201290

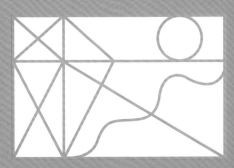

第二步：测试方法与前面相同，只是换成了含有你熟悉形状的图片。（你是否可以看出图中有一只风筝与一轮太阳的图形？）看图两分钟后合上书，凭你的记忆再将这些图形画出来。然后看看你画对了多少，将这个成绩与第一步中的成绩进行比较。

（圆圈内倒置文字）第二次测试要注意，可能会发生第一次测试时，这些图片为你练习过与测试的图片一起出现，记忆时就将它们重复一次。

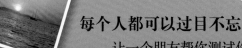

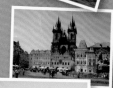

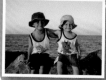

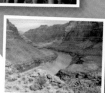

每个人都可以过目不忘

让一个朋友帮你测试你对照片的记忆能力（最好找40~50张照片）。让你的朋友从这些照片中随机抽出5张，将它们正面向下放在一边。你将其他照片统统看一遍，每一张照片用上几秒钟的时间。请你的朋友将那5张你没看过的照片与其他照片放在一起，你再将全部照片看过一遍。你能找出那5张照片吗？

（圆圈内倒置文字）你应该将那些你新加入的5张照片找出来，也就是那些没被重点关注过的照片。你越是专注记住那一张照片中的细节，你所做的测试就越能从中将重新加入的照片找出了。

（词语卡片）
胡萝卜　　　　玻璃
胳肢窝　　大象
枕头　　喇叭　　花朵
　　鼻子　　巧克力
海龟
　　月亮　　　石头

词语记忆
花上半分钟的时间尽量多地记住上面这12个词语。合上书，等一分钟的时间，根据自己的记忆重新将这些词语写出来。看看你能写对几个？

（圆圈内倒置文字）如果你能够记住其中8个以上的词语，那明记忆力不错。遇到想记的图表与生意上的数字时，你可以将人都可以练相关的图和图里，其效果真不错，长把图片记下。

存储数字。

（圆圈内倒置文字）大多数人一次只能记住7个数字。为了记住更多个数字，你可以将每两个、三个数字分成一组来进行记忆：20，12，90，99，16。

9916

创造性思维

除了绘画与演奏乐器之外，还有很多很多具有创造性的活动。创造性思维帮助我们解决难题，帮助科学家发现新的理论和发明新的技术。创造力在我们的日常生活中也大有用武之地。

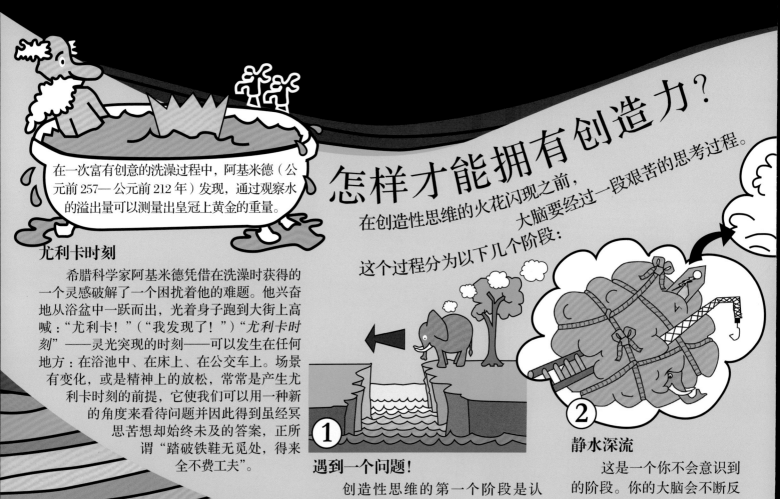

在一次富有创意的洗澡过程中，阿基米德（公元前257—公元前212年）发现，通过观察水的溢出量可以测量出皇冠上黄金的重量。

尤利卡时刻

希腊科学家阿基米德凭借在洗澡时获得的一个灵感破解了一个困扰着他的难题。他兴奋地从浴盆中一跃而出，光着身子跑到大街上高喊："尤利卡！"（"我发现了！"）"尤利卡时刻"——灵光突现的时刻——可以发生在任何地方：在浴池中、在床上、在公交车上。场景有变化，或是精神上的放松，常常是产生尤利卡时刻的前提，它使我们可以用一种新的角度来看待问题并因此得到虽经冥思苦想却始终未及的答案，正所谓"踏破铁鞋无觅处，得来全不费工夫"。

怎样才能拥有创造力？

在创造性思维的火花闪现之前，大脑要经过一段艰苦的思考过程。

这个过程分为以下几个阶段：

① 遇到一个问题！

创造性思维的第一个阶段是认识和理解问题。在这个例子中的问题是：大象怎样才能渡过这条河？

② 静水深流

这是一个你不会意识到的阶段。你的大脑会不断反复研究这个问题，即使你在想其他事情时也是如此。

横向思维

具有创造力的一个要点是不仅要有缜密的逻辑思维，同时也要具备横向思维的能力。使用横向思维来回答以下问题，测试一下你的创造力。

1. 春天的时候，你在某人的花园里看到一根胡萝卜和两个小煤块。你会想到什么？

答案是：雪人。它们是人们用来装扮花园里的雪人的，但雪人已经融化了。"鼻子"是用胡萝卜做的，而"眼睛"是两块煤块。

2. 一具尸体仰面朝天地躺在田野间。在他身边除了一个背包之外，没有脚印或轮胎印等。你会想到什么？

答案是：他的背包里有一具降落伞，但没有打开。

3. 比上帝还强大的是什么？给你一个思路：富人需要它，穷人拥有它，如果你吃了它，你就会死去。

答案是单词 nothing（没有）。

创造性思维的脑电波

你的大脑每时每刻都在产生着脑电活动，通过使用脑电扫描设备可以证明它们的存在。由脑电扫描设备记录下来的波形称为脑电波。当你的大脑正处于努力思考的过程中时会产生"γ波"，但真正的具有创造性的想法并不会在此刻出现，只有当你的大脑放松下来且脑电波呈令人气定神闲的"α波"时，它才会在某个最不经意的瞬间突然闪现出来。放松的状态为打开新的思路创造了条件，使意料之外的想法与思路浮出水面。

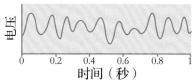

α波

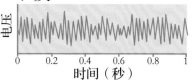

γ波

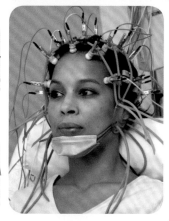

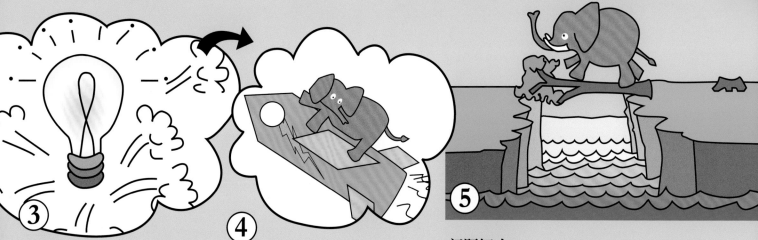

③ 灵光闪现！

伟大想法的出现就像是在黑夜中点燃了一盏明灯一样可贵。答案常是在你意想不到的时候出现在脑子里的，当它出现的时候你可能正在考虑其他的问题。

④ 或许不是……

第四个阶段是对刚刚获得的想法进行深入的思考。看上去很不错的想法可能在现实中却不具有实用性。伟大的想法总是在不断否定与改善中得来的。

⑤ 问题解决！

最后一个阶段是对想法的实际测试阶段。如果你的思考经历以上全部五个阶段，那么这时的想法应该是成熟且可实际应用的。（除非大象的体重非常重，而且使用的树干不够粗壮……）

是天才还是疯子？

具有高度创造性思维的人往往与精神疾病患者有一些相似之处。富有幻想、开放观念及擅长横向思维有助于创造性思维的发挥，但这也通常是某些精神失常患者所共有的特征。那么在天才与疯子之间有什么区别呢？心智健全的人能分清幻想与现实之间的不同，但患有精神疾病的人却常会将这两者混淆，结果导致他们失去理智。但有时与精神疾病进行一下"亲密接触"也不算是一件坏事——历史上一些伟大的思想家和艺术家或多或少地都有些精神病的症状。

艾萨克·牛顿

伟大的科学家艾萨克·牛顿（1642—1727）发现了万有引力定律和运动定律，他的一生中也遭受着精神疾病的折磨。他被认为患有双相情感障碍。这种病症使人总是在抑郁与兴奋这两种极端情绪中来回摇摆。

测试你的思考能力

猜名字

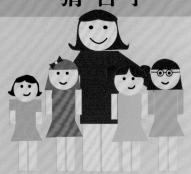

玛丽的妈妈一共有4个孩子。第一个孩子叫"四月"；第二个孩子叫"五月"；第三个孩子叫"六月"。那么第四个孩子叫什么呢？

你想出正确答案了吗？

翻纸牌

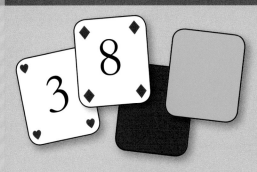

给你4张纸牌，每张纸牌的正面有一个数字，背面是某一种颜色。现在可以看到的是这4张纸牌中有一张数字为3、一张数字为8、一张背面是红色，一张背面是绿色。假设有人告诉你，如果一张纸牌的正面数字是一个偶数，那么它的背面就是红色的。你现在需要翻哪些纸牌来验证这条规则？

抛硬币

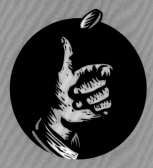

假设你与朋友以抛硬币的方式赌10英镑。你看到在前5次抛掷中，当硬币落地时都是正面向上。现在该你下赌注了。你会选择硬币正面向上还是背面向上呢？

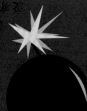

如果你改变了自己的选择，那么你赢得大奖的机会将从1/3变为2/3。这是令人难以置信的，因为它与我们的直觉背道而驰——直觉告诉我们此时赢得大奖的概率应该是50:50，因为现在只有两扇门没有打开，而跑车肯定在其中一扇门的后面。为了说明为什么改变选择后中奖的概率反而会变大，我们来计算一下在改变选择的情况下，你会失去大奖的机会：只有在你第一次选择就中奖的情况下你又改变了选择才会失去大奖，这种情况的概率只有1/3，这也就意味着有2/3的机会你能够赢得大奖。

有80%的可能这个检查结果是错误的。你是不是觉得很意外？下面我们用数学的方法来证明它。假设有200人进行关于该疾病的检查。只有一个人可能患有此病，但检查过程中会出现4个（平均值）错检现象，这就造成最多有4个健康的人会被错误地认为是有疾病的。因此，就会有5个化验呈阳性的结果，但其中只有1人确实患有此病。

合理的答案是你应该再买一张票。可以把丢失的电影票看作是前一天你丢了10英镑，你应该把丢钱与想看电影这两件事情分开来，如果你过分计较已丢掉的钱而不去看电影的话，你损失的不只是钱，还包括一部精彩的电影。如果这部电影在昨天值得花10英镑去观看的话，那今天仍值这么多钱。这个例子就是经济学中所谓的"沉没成本谬论"（沉没成本指已经支出的成本）。另一个例子是为了对得起已付出的电影票钱，而将一部无聊的电影坚持看完，而不是选择中途退场——理智的选择：钱已经花了，不能再收回了，此时退场还可以节省些时间成本。

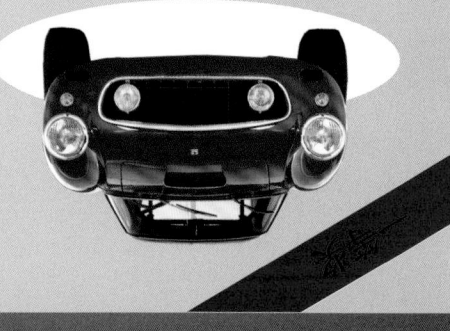

三扇门

假设你在参加一个电视的竞猜节目，在你面前有三扇门，其中一扇门后是一辆跑车，打开正确的门你就能把它赢得到手。节目主持人知道跑车在哪扇门后，当你选择了一扇门后，他就会打开另一扇门，而那扇门后总是一只山羊。现在，你有一个可以改变自己选择的机会。你该怎么做？

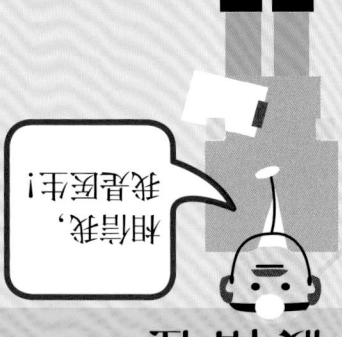

相信我，我是医生！

假阳性

假设你去医院看病，医生给你做了一种检查的诊断，你被检查出自己得了一种很罕见的疾病，这种病的发病率只有每200个人中会有1个人得了。医生对你说，这种检查准确率很高，达到了98%，也就是说，你是非常可能得了这种病的，那么，你可能患有此病，也可能并没有，那么你体检的结果是可靠的吗？

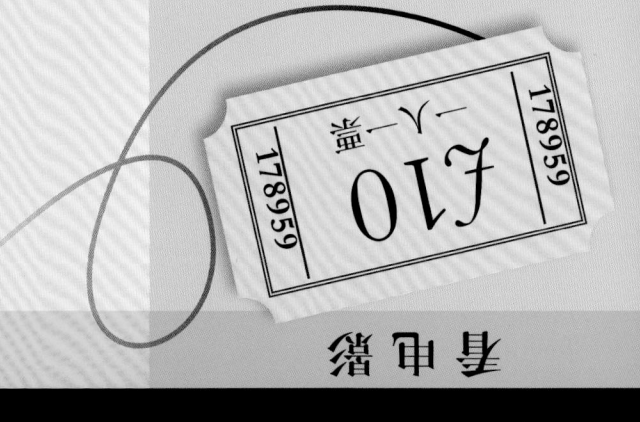

看电影

花10英镑去电影院看一场电影的那一天，你花了10英镑买票，而且工作人员已经收走了你的电影票，当你终于进了电影院，一场电影就要开演，这是你翻遍口袋去拿那一张电影票，却发现电影票不见了。你愿意为了看这场电影而再花上一张10英镑的电影票吗？还是就此打道回府？

我们总认为自己善于根据逻辑推理来做决定，但事实上我们做出的决定往往是不合逻辑的，即便我们知道自己的错误所在。但凡涉及概率与风险方面的问题，人脑尤其容易犯错。不妨提醒一下：这些题都没你想得那么简单！

当大脑受到伤害或患病时常会出现一些奇怪的现象。就像是一个设计有问题的软件一样，受损的大脑常会产生非常奇特的怪异反应。这种神经问题

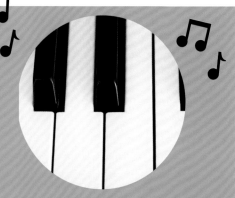

迷失在音乐中

克莱夫·威林曾是一名才华横溢的音乐家，但不幸的是，他的大脑受到了病毒的侵袭，并因此使记忆力严重受损。现在，他得了一种自有记录以来最为严重的失忆症：他总感觉自己像是刚刚从一次长眠中醒来，而且他对任何事物的记忆不会超过半分钟。如果他的妻子离开房间后再回来，他会热烈地拥抱她，就好像是他们已经很久不见了一样。当他遇到某人时，他会握着对方的手问道："你是国王吗？"这是因为他已经想不起对方是谁了，所以他总认为对方是一个非常重要的人物。尽管他患上了严重的失忆症，但他仍然会弹钢琴，并且可以指挥乐队进行演奏。

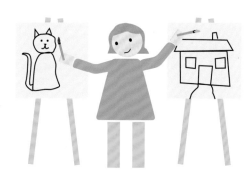

两个大脑

患有严重癫痫病的人可能会接受一种切除胼胝体（两个大脑半球之间的一束神经纤维，用于协调两个大脑半球的工作）的手术。在做了这个手术之后，患者的行为会出现变异，仿佛他们拥有了两个大脑一样。他们可以同时使用两只手画出两幅完全不同的画。另外，他们的"两个大脑"常会为争抢对身体的控制权而发生争执，从而引起所谓的"外来手"综合征：一只手开始做一些不为人所控制的事情，如脱衣服，或左手将一块巧克力送到嘴边，但右手却试图将巧克力夺走。

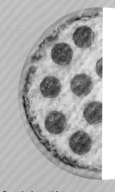

半边视觉

对于失去空间感的人来说，左侧或右侧会突然消失。右大脑半球帮助我们看到左侧空间中的物体，反之亦然。如果右大脑半球上部受到损伤，即使你的眼睛没有任何问题，你也会失去对左侧空间的视觉。在吃饭时，只能看到并吃掉盘子中右侧的食物。

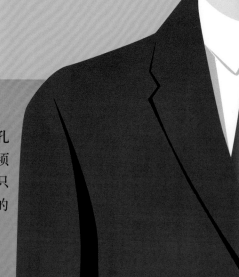

人面失认症

人面失认症是非常古怪的大脑疾病之一。得了这种病的人会突然失去对人的面孔的辨别能力，虽然仍然能清清楚楚地看到对方的脸，但却认不出对方是谁。患者必须依靠朋友或家人的声音、气味、身体语言或服装的颜色来识别他们。人面失认症不只是影响对人类面孔的识别，比如一个患有此病的农夫不能再认出自己的奶牛。奇怪的是，另一个患病的农夫不能再认出人的面孔，但却能认出他的奶牛和狗。

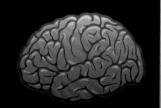

大　脑

可以反映出大脑的哪一个部分出现了问题。

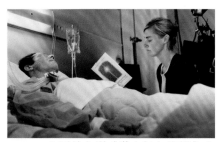

上图是电影《潜水钟与蝴蝶》中的一个场景，这部电影讲述了主人公鲍比对生命的思考。

闭锁综合征

20世纪90年代，法国作家让·多明尼克·鲍比在经历一次巨大的撞击之后患上了闭锁综合征：他的大脑是有意识的，但身体却瘫痪了，全身上下唯一能动的地方是他的左眼皮。他通过眨眼来确定字母的方法写了本关于自己经历的书。每一个单词他要花上两分钟的时间来确认，完成这本书的过程中他眨眼的次数超过了200000次。

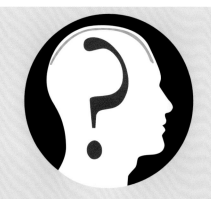

消失的大脑

大约30年前，一位天资聪颖的数学系的学生被推荐去看一位专门研究头部肿瘤的专家。专家对学生的大脑进行扫描并惊奇地发现——他的脑袋中好像没有大脑存在。学生的脑袋中充满了液体，而且他的大脑组织已被挤压为不到1毫米的一个薄层——他患有严重的脑积水。尽管如此，他的智商高达126，获得了一级荣誉证书，并过着十分美满的正常生活。

你能看到什么？

我完全失明了！

那你猜一下。

哦……我猜是红色的横道？

盲视

1973年，一名英国人接受一项手术，医生从他的大脑后部的视觉区域中摘除了一个肿瘤，手术完成后病人却失明了。当给病人评估视觉时，医生们发现尽管病人无法意识到自己看到的是什么，但他总能猜对眼前的物体。医生们对此大为惊讶。这是一个有趣的发现：手术没有损伤视觉，但却损伤了关于视觉的意识。这说明大脑中还有其他的部分在处理着眼睛的活动及其看到的影像。

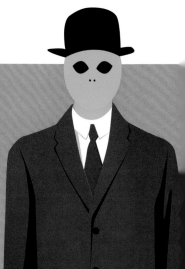

一人两身

有两种令人感到毛骨悚然的大脑错乱可能与人面失认症有关。患有替身综合征的人认为他的朋友或家人都是冒名顶替者装扮的。科塔尔综合征更为怪诞，患者在照镜子时会看到一个陌生人，并认为这个人不存在，或认为镜子里的人已经死了或正处于死亡的边缘。这两种病态通常是由于大脑的视觉区域与情绪区域之间的连接受到损伤造成的。

第六感觉

心灵能力被归入"第六感觉"中，人们认为它可以带来超感觉力（ESP）。

传心术

传心术是一种能够看懂别人心思的能力。在心理学家汉斯·伯杰身上曾发生这样一个著名的案例：他在骑马时不慎坠落马下，差一点因此而丧生。他居住于远方的姐姐"感觉"到了这个事故，并拍来一份电报询问。这个让人感到惊讶的事件引起了伯杰的兴趣，由此他开始研究传心术。他研究了脑电波，并认为正是脑电波在人与人之间传递着各自的思想，遗憾的是他并不能证明传心术的科学性，但他的研究对后来的关于大脑的各种研究提供了帮助。

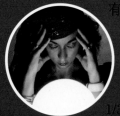

洞察力

能够"看到"远方的、过去的、未来的事物的人被称为"通灵者"。在没有卫星的年代里，美国及苏联的情报机构都曾采用通灵者来获取情报，但均没有获得成功。在美国曾经有1/3的警察有过请通灵者来帮助破案的经历，但最终一无所获。

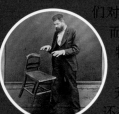

心灵遥感

心灵遥感指仅依靠思想的力量来移动物体。这种现象与物理学定律严重背离，但人们对它的好奇始终没有因此而停止过。爱德华·巴格特（左图）伪造了他能依靠心灵的力量使座椅悬浮升起的照片，除此之外，还有人宣称能使罗盘指针产生移动，或是使金属物质紧贴于他们的身体上，使汤匙弯曲或折断，等等。

心 灵

你是否有过当你正在想一个老朋友时他恰巧打来了电话的经历？一些人认为这是由于心灵感应造成，如传

测试你的心灵感应能力

找一个朋友来帮助你。
你需要做：

1. 在5张完全相同的卡片上画出5个图形（如右侧图）。这个方法是由卡尔·齐纳设计的，因此被称为齐纳卡片。卡尔·齐纳使用这些卡片进行关于超感觉力的科学实验。

2. 打乱这些卡片的顺序，并随机从中抽出一张，不要让别人看到。

3. 屏气凝神、集中精力，试着将你看到的卡片上的图形通过心灵感应的方式传递给你的一个朋友。

4. 重复20次，记录下你"发送"卡片的顺序……

超感觉力的科学

如果通灵现象是真实存在的，就应该能经得起对它们进行科学的研究。一些科学家已在实验室中做了一些实验，并设立一门称为"通灵学"的学科。在一个典型的实验中，科学家要求人们以通灵的方式将卡片上的内容传输出去。到目前为止，没有证据表明那些接收卡片信息的人选对答案的概率高于随机选择卡片的人。一个著名的怀疑论者提供了一百万美元寻找第一个在科学条件下展露出其超感觉力的人。

相信心灵感应的人

感应

心术等，但对于这种说法是否有科学依据呢？或者所谓的心灵感应其实只是一种巧合或欺骗呢？

破解谜团

大多数科学家对于通灵现象持怀疑态度，因为很多这种现象其实是很好解释的。

巧合

奇怪的事情总是偶然地发生着，我们的大脑难以对这些随机事件作出合理的解释。假设当你正在想一个朋友的时候，他恰巧打来了电话——你因此对你与朋友之间产生了心灵感应深信不疑。但有多少次在你没有想你的朋友时，他们却打来了电话呢？我们注意了巧合却忽略了非巧合的事情。

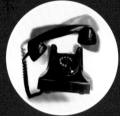

一月一起奇异事件

英国数学家利特尔伍德·约翰逊……他我们可以平的每……将奇异的事件定义为"百万分之一"的事件。以每天8小时计算，每个月中会有一百万秒的时间，因此平均每个月中我们可能会遇到一次奇异的事件。下次你看到耶稣出现在一片面包片上时，不要忘了这个概率。

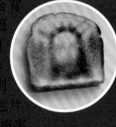

确认偏误

在你进入一个传说闹鬼的房间里时，似乎总能听到一种让人感到恐怖的声音，好像这证明着鬼的存在，特别是当你相信这世界上有鬼时，你会对眼前的情景更加深信不疑。我们都有一种本能的倾向——关注支持我们的信仰的证据。科学家们称这种倾向为"确认偏误"，并试图通过设计证明人们所信仰的理论并不存在的实验来避免这种倾向的出现。

让你的朋友写出每一张卡上的图形。最后计算总成绩。仅在偶然的情况下，你的朋友会猜对7张卡片上的内容，猜对多于10张卡片的机会小于1/300，猜对20张的机会是1/10000000000。如果你猜对全部20张卡片，那么恭喜你，你和你的朋友之间存在心灵感应。

巫师们的诡计

巫师们使用大量的诡计来了解别人的思想，并对未来进行预测。"冷读术"是从人的身体语言及外表特征来窥探一个人的内心世界。"巴纳姆陈述"看上去像是一个可应用于任何人的个人观点，如对某人说："我觉得你和你亲密的朋友或家人之间有一些问题……"

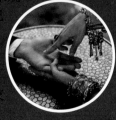

请把我的右手举起

仪器会让我们的大脑更聪明吗？

仿生肢体

随着科技的发展，如今人们已经能够通过思维来控制人造肢体。肢体中的神经与电机连接在一起，使人造手指或人造脚可以弯曲及伸缩。大脑中关于某个动作的指令会使人造肢体产生相应的动作。

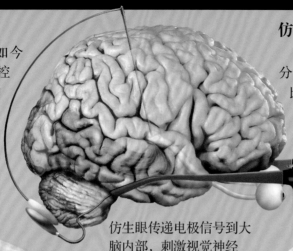

仿生大脑

如果我们可以替换身体上的某一个部分，那么为什么不能对大脑也做些什么呢？比如，科学家们已经发明了人造视网膜，可以为失明的人带来光明。他们将一个微型摄像头装到一个黑色的眼镜上，使信号直接传输给人的视觉神经，为失明者提供一种替代性视觉。

仿生眼传递电极信号到大脑内部，刺激视觉神经

仿生手

心灵机

人类的大脑经过了数百万年的发展与进化，但故事并没有就此完结。一些世界上最聪明的人类大脑正为开发人造大脑所用（科学家研究这些大脑有什么独特之处），这为大脑的研究指出了一个新的方向。

思维控制

如果你讨厌在电脑键盘或手机上输入信息，你可能迫不及待地想要一个能读懂你思想的小玩意儿。科学家已经开发了一种脑-机接口，可以像探测语言一样快速探测"思想"词汇。有了这种技术，我们也许仅仅通过想一想就能够控制汽车、电脑、游戏和其他许多东西。

想象一下无须学习即可获得知识的优点

我正在玩脑球游戏。如果我**集中精力**就可以使球发生移动。

说法语

大脑 + 电脑

讨厌做家庭作业？如果有人可以发明一种电子记忆卡，把它插入你的大脑后，你就可以立即学会一门外语，你觉得怎么样？在未来，可以将电脑芯片植入你的大脑，使人脑与电脑合二为一，而且电脑可以像大脑那样进行思维。

仪器设备会像我们一样地思考吗？

神经网络

让电脑具有更强大功能的一种方法是把它们设计得跟人类的大脑一样。人工神经网络是一个由人造大脑细胞组成的电脑化模块。当有信息输入时，它先要识别信息的模式，并在人造大脑细胞之间创建连接，就像人类大脑那样进行工作。如果你向人工神经网络输入数千张法国人或中国人面孔的照片，然后给它提供一张没有见过的人脸照片，它能够告诉你这是法国人还是中国人的面孔，而你并不需要告诉它具体需要怎么做。人工神经网络与传统电脑有很大的不同，在使用传统电脑时，你必须告诉它该怎么做。

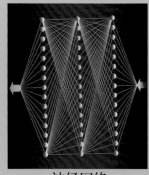

神经网络

让老鼠来驾驶飞机？那么接下来会发生什么……

用老鼠的大脑驾驶飞机！

一台体积有一个仓库大小的超级电脑组成了一个神经网络系统，它的能力仅相当于一只老鼠的大脑，但这是从零开始制造人造大脑的一个较为简洁的方法。科学家们获取了25000个老鼠大脑细胞，并使用它们组成了一个微小的神经网络。科学家们将老鼠的大脑与一个芯片连接到一起，教它如何使用飞行模拟程序驾驶一架喷气式战斗机。

？？？？？？？？？？？？？？？？？？？？？？？？？？？？？？？？？？？？？？？

"互联网大脑"

你有没有注意到互联网正在将我们的星球慢慢变为一个巨大的大脑？现在，互联网已表现出了一些大脑才具备的特征。它可以存储信息，也可以忘记（删除）信息。当有很多人在互联网上以邮件或博客的形式讨论一个热点问题时，互联网会表现出愤怒或兴奋。几乎可以认为互联网有它自己的大脑。

我们正在创建一个世界范围的大脑？

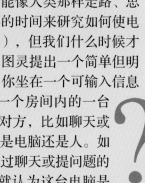

图灵测试

当人与电脑下棋的时候常常会以电脑获胜而告终，但到目前为止，还没有一台电脑能像人类那样走路、思考、聊天、学习。科学家们已经用了几十年的时间来研究如何使电脑具有人工智能（使它们能够自己思考问题），但我们什么时候才能得到他们成功的消息呢？英国数学家阿兰·图灵提出一个简单但明智的方法来测试机器是不是具备人类的智能。你坐在一个可输入信息的设备前，该设备的另一端连接的是处于另一个房间内的一台"智能"电脑或是一个人。你输入信息给对方，比如聊天或提一些问题，从而判断出与你进行交流的是电脑还是人。如果与你聊天的是一台电脑，而你却不能通过聊天或提问题的方式来判断出它不是一个人，那么我们就认为这台电脑是"智能"的。

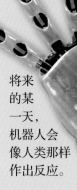

将来的某一天，机器人会像人类那样作出反应。

术语表

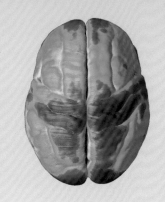

3D：以三维的方式观察一个物体，你可以看到它的长、宽、高。立方体是三维的，而矩形则是二维的，因为它只有长和宽。

杏仁核：大脑边缘系统中负责处理情绪的部分。

轴突：从神经元延伸出来的一根长纤维。它用于传递神经元中的神经信号。

基底核：大脑前部底层的、含数百万根神经的区域，它负责控制自主运动。

行为主义：一个心理学分支，专注于研究动物及人类的行为，但不涉及大脑对行为的控制方面的研究。

双相情感障碍：一种使人总是在抑郁与兴奋的两种极端情绪中来回反复的精神疾病。

生物钟：人体内部一种自然的时间维持机制，它控制着人体的常规循环，如每天的睡眠等。

脑干：大脑中与脊髓相连的基础部分。

布洛卡区：大脑额叶中的一个区域，用于处理语言功能。

中枢神经系统：由大脑及脊髓组成的中央神经系统。

小脑：大脑中协调人体运动与平衡的部分。它位于大脑后部的底部位置上。

大脑皮质：表面有很深的褶皱的大脑外层部分。用于进行思考、记忆、运动、语言、专注思考、处理来自身体的各种感觉信息。

大脑半球：大脑中的两个部分，包括左半球与右半球。

大脑：脑体中最重要的部分，但不包括脑干和小脑。

意识：人的头脑对于客观物质世界的反映，是感觉、思维等各种心理过程的总和。

黄金时期：大脑学习某种新技能的关键阶段。儿童阶段是学习外语的黄金时期。过了这个时期后，学习外语就变得困难了。

树突：从神经元中延伸出的一根短纤维。它接收来自其他神经元的信号。

情绪：影响大脑及身体的内部感觉，如高兴、恐惧、厌恶和愤怒。

内啡肽：一种阻止疼痛信号传输的神经传递素。

癫痫：一种大脑错乱疾病。大脑神经元突发性异常放电，导致短暂但剧烈的大脑功能障碍。

超感觉力(ESP)：也称为超自然能力或"第六感觉"，包括察觉别人的思想、使用思维的能量移动物体或预测未来等。

额叶：每一个大脑半球的前侧部分。它具有更为高级的思维能力，如作出决策等。

灰质：含有神经元体及树突的颜色较暗的大脑组织。

海马区：大脑中存储长期记忆的区域。

激素：在人体内通过血液流动传递信息的化学物质。

本能：动物与生俱来的、不需要后天学习的行为。

直觉：无任何理由而预测某事即将发生的能力。

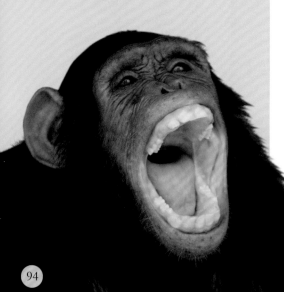

横向思维：使用非逻辑的方式创造性地解决问题的思维方式。

大脑边缘系统：处理情绪、记忆、嗅觉的大脑区域组合。杏仁核及大脑海马区是边缘系统的一部分。

脑叶：每个大脑半球中的4个主要部分之一。每一个大脑半球有4个脑叶：额叶、枕叶、顶叶、颞叶。

思维：由大脑生成的思想、感受、信念、观念、自我感觉称为思维。

镜像神经元：当一只猴子看到其他猴子或人做某件事情时，它的大脑中的某些神经元会出现活化的现象。人类的大脑中也有镜像神经元，使我们可以感受到他人的感觉。

神经元：即神经细胞受到外界（如你的各种感觉）刺激时，神经元会产生电信号并传递给其他的神经元或肌肉组织。

神经外科：对大脑实施手术的医学处理方法。

神经递质：由神经元产生的化学物质，它可以使神经信号穿越突触，在神经元之间进行传递。

枕叶：大脑皮质后部的脑叶，负责处理视觉。

顶叶：每一大脑半球顶部与后部之间的脑叶。顶叶接收全身各部分的神经信号，并帮助创建触觉。

前额叶皮质：大脑前部的外层组织，负责处理意识思维及计划性的思维。

本体知觉：使我们意识到自己身体的每一个部分所处位置及其运动的感觉。

人面失认症：使人不能识别面孔的一种大脑疾病。

心理学：研究人的思维的科学。

最浅睡眠阶段（REM）：睡眠过程中最浅的阶段，此时眼球在眼皮下快速地上下左右移动，大脑中会产生可记忆的梦境。

视网膜：分布在每个眼球后面的一层光感神经元。视网膜截获图像，并以电信号的方式将图像发送给大脑。

扫视：目光在两点之间快速移动。

精神分裂症：一种精神疾病，患有此病的人会将幻觉与错觉错当为真实的感觉。

感觉：5种主要的感觉是视觉、听觉、嗅觉、触觉和味觉。其他感觉包括疼痛感、本体感觉、对热或冷的感觉等。

空间意识：关于形状、距离、空间感的意识。

脊髓：一束贯穿脊椎的神经，将大脑与全身的神经连接在一起。

突触：两个相邻的神经元之间的微小空隙。

传心术：通过超感觉力察觉别人思想的能力。

颞叶：每一个大脑半球的侧面脑叶。在听觉、语言、长期记忆能力方面负有重要的责任。

丘脑：大脑底层后部的一片区域，用来处理来自眼睛及其他感觉器官的信息。

视觉皮质：大脑后部的枕叶中的一部分，用于处理视觉信息。

韦尼克区：颞叶中的一部分，用于理解语言的含意。大多数人的这一片区域存在于左脑半球中。

白质：大脑中颜色较浅的组织，主要由轴突组织组成。

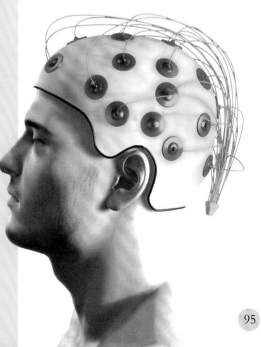

致 谢

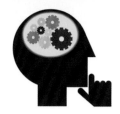

Dorling Kindersley would like to thank Paul Yarker for helping to devise the personality test and Kathrin Cohen Kadosh for supplying the brain scans on page 23.

The publisher would like to thank the following for their kind permission to reproduce their photographs:
(Key: a-above; b-below/ bottom; c-centre; f-far; l-left; r-right; t-top)

Edward H. Adelson: 36c, 36cr; **Alamy Images:** ARCO Images GmbH 71tl; Art Directors and TRIP 71cl, 71cr; Richard Green / Commercial 7cl, 52cl; Interfoto 11c; Andrea Matone 34cr; Patti McConville 90cl; Medicalpicture 92cl, 92tr; David Price 66bl; StudioSource 41bl; Richard Wareham Fotografie 41cr; **The Bridgeman Art Library:** Tretyakov Gallery, Moscow, Russia 30b, 31b; (c) David Macdonald (www. cambiguites.com): 37bl; **Corbis:** Lucas Allen 19 (Book); Bettmann 11br, 11cl, 11tc, 22bl, 22cl, 33tl, 39tl; Bloomimage 52-53cb; Coleen Cahill / Design Pics 42c; Alan Copson 48-49tc; Leonard de Selva 11bl; DLILLC 70cl; Robert Dowling 71bl; EPA/ Toni Garriga 50c; Francis G. Mayer 33c; Frank Lukasseck 19cr; Frare / Davis Photography / Brand X 15bc; The Gallery Collection 10-11b, 33tr, 35tc; Etienne George 89cl; Michael Gore/ FLPA 44bc; Sven Hagolani 29tr (TV), 39tr, 78cb; Rune

Hellestad 52bl; Ikon Images 49bl; Images.com 48tl; Imagezoo / Images.com 86cr; JGI / Blend Images 27bl; JLP/ Jose L. Pelaez 48bl; Mike Kemp / Rubberball 19 (Rat); Matthias Kulka 18r; Mehau Kulyk / Science Photo Library 54-55cb; Martin Harvey 30tl; Rob Matheson 48-49t; Dan McCoy - Rainbow/ Science Faction 53cr; MedicalRF. com 13bl; moodboard 41t; Louis Moses 49bc; Nice One Productions 67cr; Roberta Olenick / All Canada Pictures 69cr; ANDREW PARKINSON 29tr; Herbert Pfarrhofer 12ca; PoodlesRock 4bl; Radius Images 67br; Lew Robertson 69crb; Thomas Rodriguez 79tr; Andersen Ross/Blend Images 79cra; Sanford / Agliolo 49br; David Selman 70bl; Athina Strataki / Etsa 71c; Scott Stulberg 70-71c; Sunset Boulavard 59br; Yuji Tanigami / amanaimages 44bl; William Whitehurst 93bl; Harry Williams 76-77c; **Crytek GmbH:** © 2010. All rights reserved. This picture has been created by Sascha Gundlach using CryEngine®3. 35clb; **Dorling Kindersley: Rachael Grady:** 4bc, 83tr; Tim Ridley / Ted Taylor modelmaker 93cra; **Eyevine Ltd:** 14bl; **Getty Images:** 3D4 Medical.com 13tc; 35br, 77tl; Altrendo 91br; Colin Anderson 4-5b; Chad Baker / Thomas Northcut 92bc; Barcroft Media 80-81t; Bettmann 15c; Burazin 88cr; Creative Crop 70tl, 71ftr; Peter Dazeley 34tl; De Agostini 7t, 10tc; Digital Vision 47bc;

Edvanderhoek 35bl; Shaun Egan 37cl, 37cr; David Elliott 41cla; Daisy Gilardini 46tr; Hulton 12cl, 13c; Hulton Archive 12c; Imagezoo 71tr; David Job 55c; Mike Kemp 8-9, 10ca, 10-11t; Peter / Stef Lamberti 16c; Catherine Ledner 17cl; Lester Lefkowitz 15tr; Loungepark 70cb; Steve McAlister 40t; Ryan McVay 15br, 66-67; Brian Mullennix 88cl; Gary John Norman 17bl; Carl Pendle 60cl; PM Images 41bc; Reza 67tr; Achim Sass 40br; Venki Talath 54bc, 54cb, 54crb; Alan Thornton 69c; Time & Life Pictures 85br; Eric Van Den Brulle 55tr; **Harlow, John M.:** Recovery from the passage of an iron bar through the head. By John M. Harlow, M.D. Read before the Massachusetts Medical Society, June 3, 1868; Boston, David Clapp & Son, 1869 11cra; **iStockphoto. com:** 4x6 68bl; 16tr; Alexsl 62; Andresr 40c; Andyd 69tr; Cimmerian 81br; Dreamstime 59bc, 59tl; Dreamstime / Kts 23tl; EcoPic 56cl; Rebecca Ellis 76cl; Julie Felton 76bl, 89tr; Jcdesign 24tc; Sebastian Kaulitzki 2-3, 3c, 88-89t; Jan-Willem Kunnen 91tr; Markus Leiminger 68br; Nancy Louie 7bl, 77cr; Miodrag Nikolic 77b; penfold 10-11ca; TommL 76br; Viorika Prikhodko Photography 16cb; Tomasz Zachariasz 16bl; **David James Killock, (killock@msn. com) http://www.wix.com/ dkillock/dkphotography:** 39b; **The Kobal Collection:** 46b; **Nischal Narayanam:** 80b; **NASA:** 34clb; JPL/

Malin Space Science Systems 33tc (Real); The Natural History Museum, London: 14tl, 23br; naturepl.com: Anup Shah 17cr; **Dan Paluska:** 91cr; **PNAS:** 101(21):8174-8179, May 25 2004, Nitin Gogtay et al, Dynamic mapping of human cortical development during childhood through early adulthood © 2004 National Academy of Sciences, USA / image courtesy Paul Thompson, UCLA School of Medicine 66c; **Richard Russell, Assistant Professor of Psychology, Gettysburg College, USA:** Russell, R. (2009) A sex difference in facial pigmentation and its exaggeration by cosmetics. Perception, (38)1211-1219. 38tr; **Aaron Schurger:** 32b; **Professor Philippe Schyns:** Schyns, P. G. & Oliva, A. (1999). Dr. Angry and Mr. Smile: When categorization flexibly modifies the perception of faces in rapid visual presentations. Cognition, 69, 243-265, with permission from Elsevier. 38tl; **Science Museum / Science & Society Picture Library:** Science Museum 92bl; **Science Photo Library:** 15cl; AJ Photo / Hop Americain 85t; John Bavosi 44cl; Dr Klaus Boller 5bl; Gary Carlson 21bl; CNRI 42ca; Equinox Graphics 21cr; Gusto Images 54-55ca; Victor Habbick 93crb; Roger Harris 19br, 64c, 79c; Helene Fournie, ISM 28tl; Jacopin 20b; Mehau Kulyk 66-67t; Laguna Design 21tc, 78-79tc; Lawrence Berkeley National Laboratory 20cr; David Mack 31tl; National Library of Medicine 14cl; National Museum, Denmark 10bl; Omikron 28br; Pasieka 4tl, 20cl, 93tc; Sovereign, ISM 23bl, 23c, 23ca; Volker Springel / Max Planck Institute For Astrophysics 5br; Sheila Terry 22c; Geoff Tompkinson

18cl; Jeremy Walker 90tl; Paul Thompson, **UCLA School of Medicine:** 66cr; **University of Leicester:** Adrian White, Analytic Social Psychologist 72bl; **Wellcome Images:** 13cr; **Wikipedia, The Free Encyclopedia:** Bibliothèque nationale de France, département des Estampes et de la Photographie, Paris 90bl; Fibonacci / Permission is granted to copy, distribute and/or modify this document under the terms of the GNU Free Documentation License, Version 1.2 or any later version published by the Free Software Foundation; with no Invariant Sections, no Front-Cover Texts, and no Back-Cover Texts. 36bl; Paul Nasca 38b; Wikimedia Commons / Fred Hsu, March 2005; http:// commons.wikimedia.org/wiki/ File:Stereogram_Tut_Random_ Dot_Shark.png Permission is granted under the terms of the GNU Free Documentation License, Version 1.2 or any later version published by the Free Software Foundation; this License, the copyright notices, and the license notice saying this License applies to the Document. 34br

All other images © Dorling Kindersley. For further information see:
www.dkimages.com

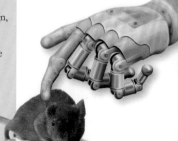